Sameh Rzigui
Sana Bekri
Mohamed Ben Yaala

Bruxismo: do diagnóstico ao tratamento protético

Sameh Rzigui
Sana Bekri
Mohamed Ben Yaala

Bruxismo: do diagnóstico ao tratamento protético

Elaboração de um algoritmo de tratamento para pacientes
que sofrem de bruxismo e que são candidatos a
reabilitação protética

ScienciaScripts

Bruxismo: do diagnóstico ao tratamento

Gestão de próteses

Conteúdo

Introdução 3

Observação clínica 5

Discussão 17

Conclusão 60

Referências 62

Introdução

[1]O bruxismo foi definido pela Academia Americana de Medicina do Sono como "atividade muscular repetitiva dos maxilares caracterizada por cerrar ou ranger os dentes e/ou inclinação ou impulso da mandíbula .

É descrito como um fenómeno comum, com prevalências de 8-31% para o bruxismo genérico, 22-31% para o bruxismo em vigília (AB) e 13% para o bruxismo do sono (SB) em adultos. Em particular, não há diferença entre homens e mulheres, e esta prevalência diminui com a idade. [47]São também observadas prevalências elevadas em crianças e adolescentes (por exemplo, 3,5% a 40% para o BS).

[52]A etiologia do bruxismo continua a ser uma questão de debate e as teorias sobre os factores periféricos do bruxismo são controversas na literatura atual... Atualmente, está a emergir um consenso de que estes desempenham apenas um papel menor e que os mecanismos centrais, em particular a rede de gânglios basais, são responsáveis .

As consequências do bruxismo na dentição exigem muitas vezes que o profissional estabeleça um tratamento protético. Para além de restaurar a função e a estética, este tratamento protético deve ser reforçado por uma abordagem cognitivo-comportamental.

Por conseguinte, é necessário que os profissionais compreendam os mecanismos desta patologia para compreenderem os seus perigos.

Os pacientes terão de ser sensibilizados para a sua atividade parafuncional, educados para tentarem modificar o seu comportamento e para lhes serem dadas opções terapêuticas adicionais. Por fim, o controlo desempenhará um papel importante na manutenção das relações oclusais escolhidas para a prótese colocada.

Neste contexto, discutimos e detalhamos o tratamento protético de pacientes com bruxismo através de um caso clínico.

Na secção de discussão, apresentamos as opções de tratamento e elaboramos um algoritmo de tratamento para pacientes com bruxismo candidatos a reabilitação protética, com referência aos estudos apresentados na literatura.

1. Anamnese:

O paciente, de 70 anos de idade e em bom estado de saúde geral, consultou o serviço de prótese parcial removível da clínica dentária de Monastir por razões estéticas e funcionais.

O doente refere ranger os dentes durante o dia e especialmente à noite, o que indica a presença de bruxismo.

2- Exame endobucal :

O exame endobucal revela :

Maxilar

Os dentes presentes são: 14, 13, 12, 11, 21, 22, 23 e 24.

Facetas de desgaste que atingem metade dos dentes apresentam miólise e fissuras.

Todos os dentes têm um rácio CR/ RR inferior a 1, sem mobilidade e são tratados endodonticamente com terapia endodôntica suficiente.

O palato é moderadamente profundo e largo. A crista edêntula é arredondada, moderadamente alta e larga. As tuberosidades são bem formadas e cobertas por fibro-mucosa aderente.

Na mandíbula

Os dentes em falta são o 36, 37, 46 e 47. Todas as facetas de desgaste estão presentes em todos os dentes, com miólise e fissuras. Todos os dentes têm um rácio CR/ RR inferior a 1, sem mobilidade.

A crista edêntula é arredondada, moderadamente alta e larga. As eminências estão bem formadas e cobertas por fibromucosa aderente. (fig.1)

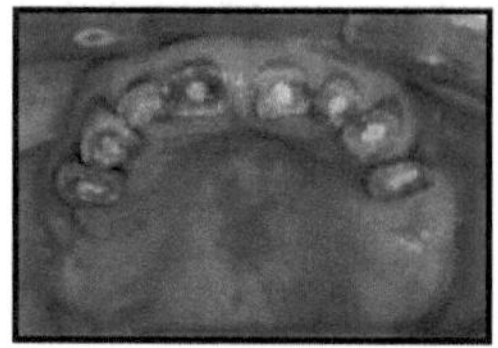 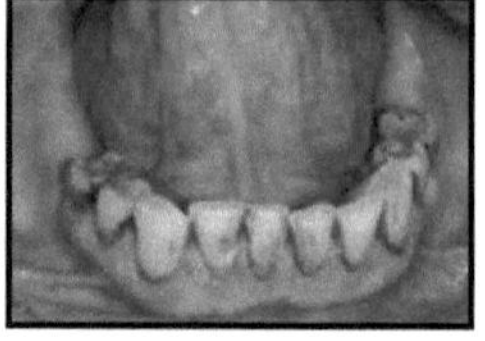

Figura 1 :a- Arcada maxilar   b- Arco mandibular

O exame da radiografia panorâmica revelou uma relação CR/RR inferior a 1 para todos os dentes, exceto o 15, 16 e 17, que já tinham sido extraídos.

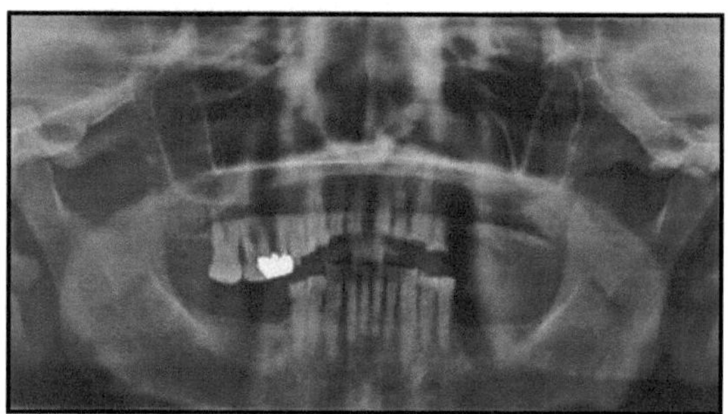

Figura 2: Radiografia panorâmica antes da extração de dentes irrecuperáveis

3- Exame da oclusão

A DVO está ligeiramente reduzida e o PIM não é preservado.

O PO é perturbado pela abrasão dentária, o EPD é insuficiente e a guia anterior é disfuncional. (fig. 3)

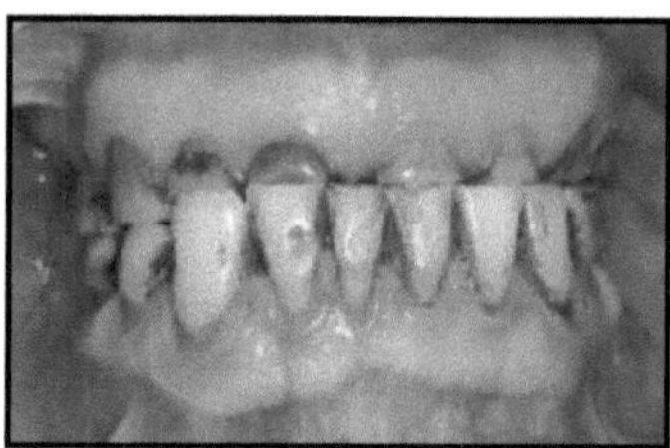

Figura 3: Arcos ocluídos

4- Diagnóstico protético

-Paciente de 70 anos, em bom estado de saúde geral, consulta o serviço de prótese parcial removível da clínica dentária de Monastir por razões estéticas e funcionais;

-Kennedy Applegate Classe I maxilar médio e mandibular pequeno;

-Os factores dentoparodontais e osteomucosos são favoráveis;

-A DVO está ligeiramente colapsada e o PIM não é preservado.

-O PO é perturbado pela abrasão dentária.

-O EPD é insuficiente. A guia anterior não está a funcionar corretamente.

5. Decisão sobre a prótese

Maxila: Prótese composta de fixação (coroas gémeas de 14 a 24 com dois acessórios articulados extra-coronais do tipo Ceka Preci-line®).

Mandíbula: Prótese simples em compósito (coroas gémeas CCM em 34,35 e 44,45)

Para resolver o problema da redução do espaço protético vertical disponível em relação à prótese fixa, o projeto protético foi realizado com um aumento da DVO de 3mm ao nível da haste incisal do articulador.

Isto é possível porque o paciente é normodivergente e as ATMs são saudáveis.

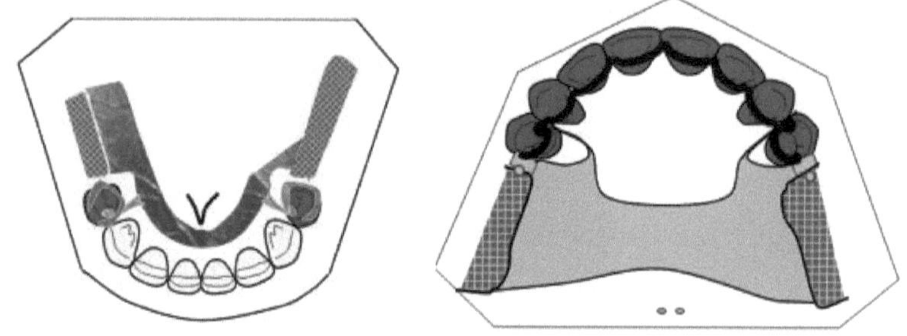

4 a - Conceção da estrutura mandibular 4 b - Conceção da estrutura maxilar

Figura 4: Desenho da prótese

Esta decisão foi materializada por um modelo prospetivo (cera de diagnóstico e plano diretor). (fig. 5.)

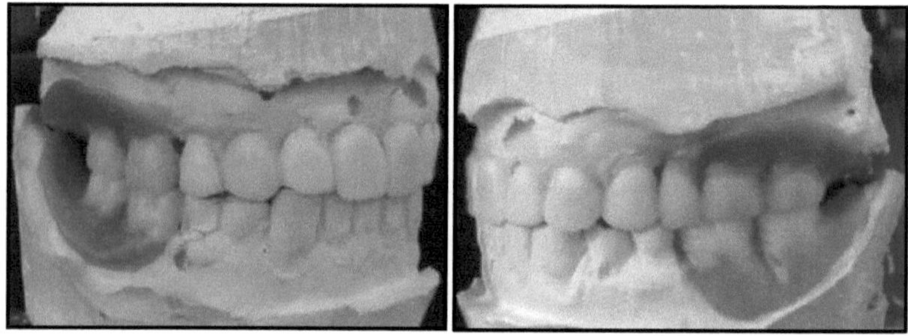

Figura 5: Enceramento e montagem da direção

6-L principais etapas protésicas:

6-1- Tratamento cognitivo-comportamental :

O objetivo deste tratamento é reduzir o stress das estruturas (dentárias, articulares, musculares, tendinosas) e libertar a tensão muscular. O paciente deve aprender a descansar a mandíbula.

Os princípios desta abordagem cognitivo-comportamental são os seguintes

Mudar um hábito é essencialmente uma questão de motivação (querer, compreender o seu problema) e de perseverança. É necessário substituir progressivamente um hábito nocivo por um bom hábito. Isto é conseguido através da repetição quase constante da mesma sequência de exercícios (recondicionamento). É apenas durante o dia, conscientemente, que os reflexos inconscientes podem ser modificados.

As sequências desta abordagem são as seguintes:

a. Postura de repouso mandibular

Os lábios tocam-se, os dentes não se tocam, a língua repousa ligeiramente no céu da boca (atrás dos incisivos). Sem pressionar os dentes, respirar pelo nariz.

b. Deglutição

Juntar suavemente todos os dentes, com a língua pressionada contra o céu da boca.

Nunca coloque a língua entre os dentes ou a pressione contra os dentes ao engolir, nunca tensione os lábios ou cerre os dentes.

c. Libertar regressando à posição de repouso da mandíbula

-É essencial utilizar um método de condicionamento visual: o ponto verde de lembrete

- Cada vez que o olho vê o ponto verde, desencadeia uma sequência de exercícios. Desta forma, é criado um novo reflexo condicionado e o doente adquire gradualmente uma postura de repouso espontânea, com a maior frequência possível durante o dia. Isto terá um efeito positivo durante a noite.

Obteve-se um resultado favorável ao fim de 8 semanas.

6-2 Fases protésicas :

-Alongamento coronal em 11 e 21.

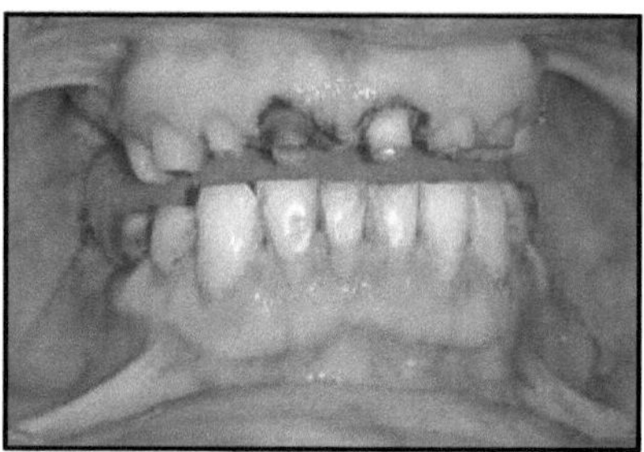

Figura 6: Alongamento coronário nos dias 11 e 21

Reconstruções corono-radiculares em dentes maxilares: pinos fibrosos e resina de reconstrução.

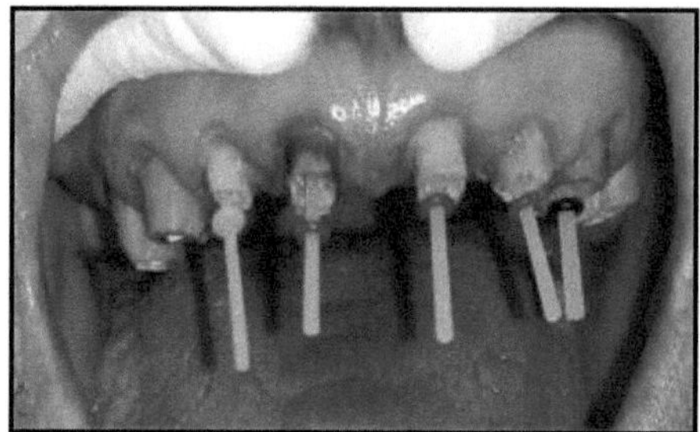

Figura 7: RCR: postes fibrosos e resina de reconstrução.

As próteses provisórias são produzidas através da isomoldagem da cera e da polimerização da estrutura principal (fig. 8).

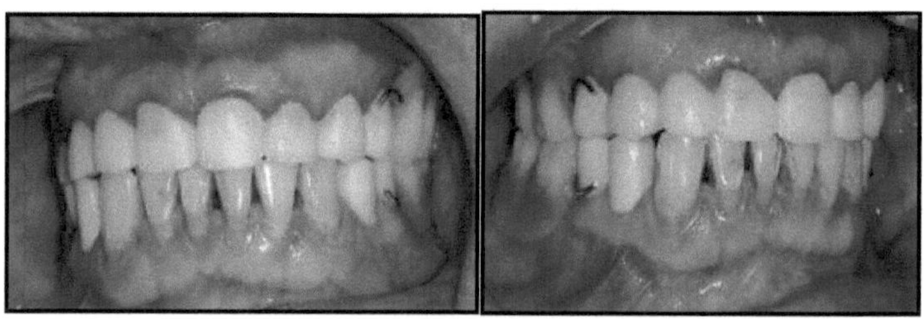

Figura 8: Próteses provisórias fixas e removíveis na boca

-Moldagem global utilizando moldeiras comerciais e silicones de alta e baixa viscosidade (fig. 9)

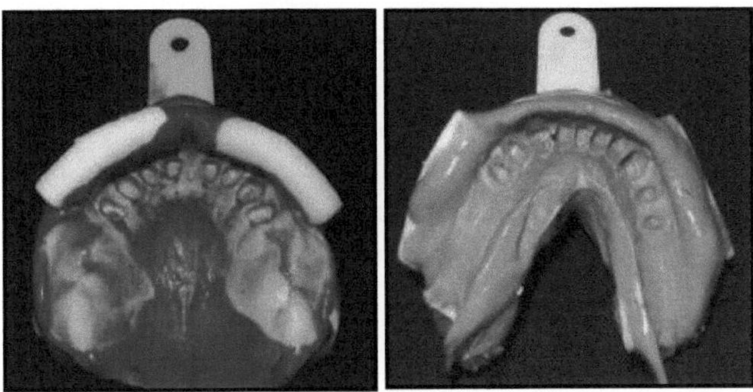

Figura 9: Pegadas globais

Registo da mordida em DVO e relação cêntrica num articulador semi-adaptável:

Começámos por determinar o plano oclusal anterior, utilizando um modelo oclusal que cobria os dentes preparados e referindo os pontos de referência anatómicos: 2mm em relação ao lábio superior e paralelo ao plano bipupilar.

A pronúncia do "F" e do

Na posição em "V", o rebordo superior deve tocar o lábio inferior na junção do lábio seco/lábio húmido. O plano oclusal posterior é paralelo ao plano de Camper.

Após a colocação do molde maxilar, é determinada a DVO, que neste caso já foi pré-determinada graças ao molde mestre.

O registo efetivo foi feito em relação cêntrica, inserindo os dois modelos na boca com a DVO correta.

A montagem do molde mandibular num articulador é a fase final do registo da mordida.

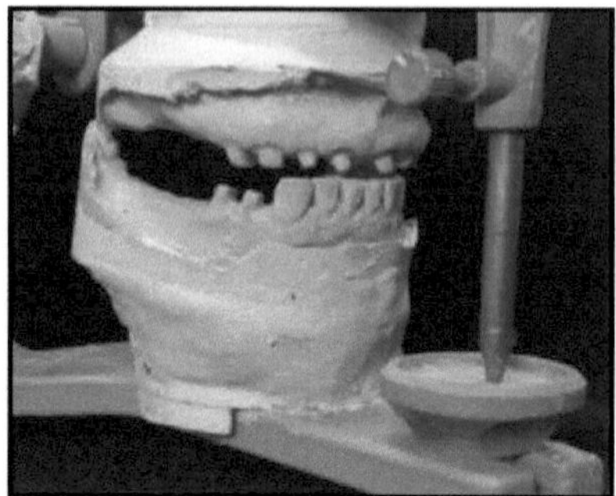

Figura 10: Registo de oclusões

-A conceção das estruturas metálicas da prótese fixa é ditada pela conceção da prótese removível.

-Ajuste bucal de estruturas metálicas.

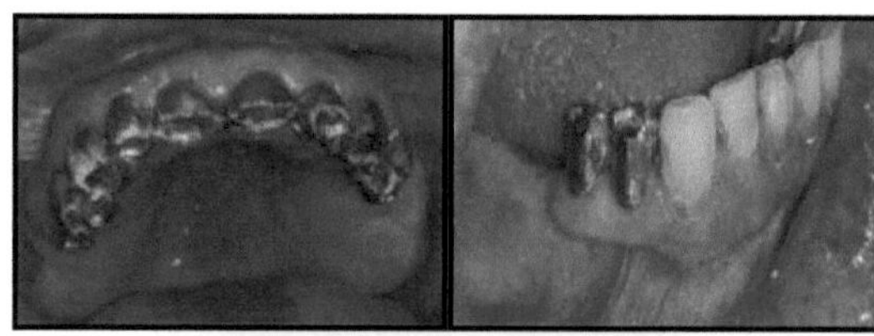

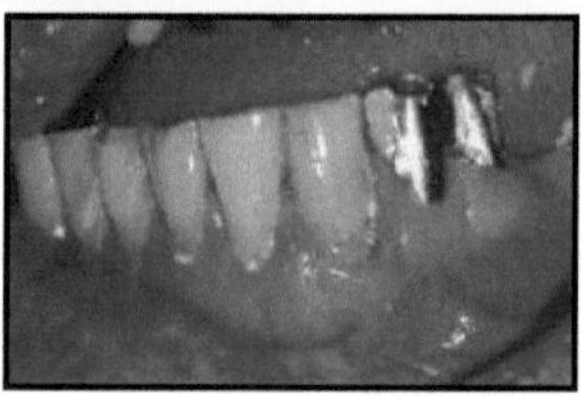

Figura 11: Colocação de armaduras de aço

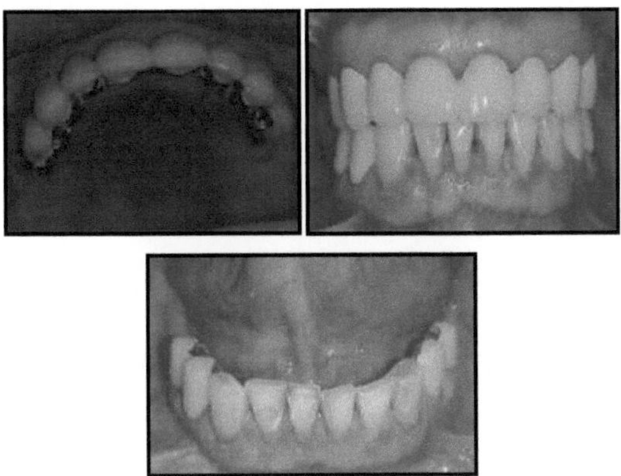

Figura 12: Teste da cerâmica no estado biscoito

-Impressão anatómico-funcional da situação maxilar suportada por uma moldeira individual e poliéter.

- Impressão anatómica da mandíbula utilizando uma moldeira de impressão comercial e silicone de alta e baixa viscosidade misturados simultaneamente.

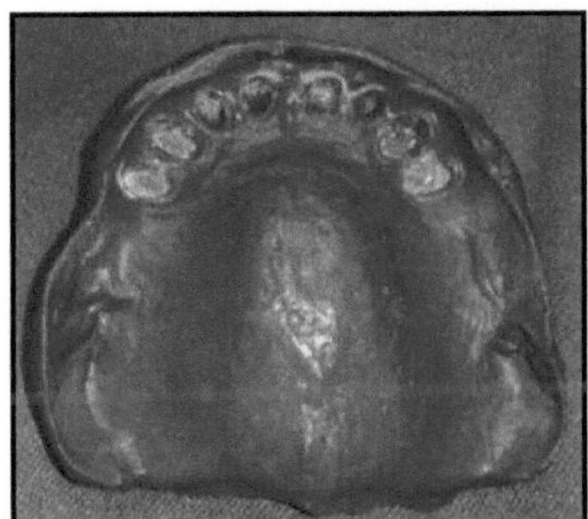

Figura 13: Impressão da situação do maxilar

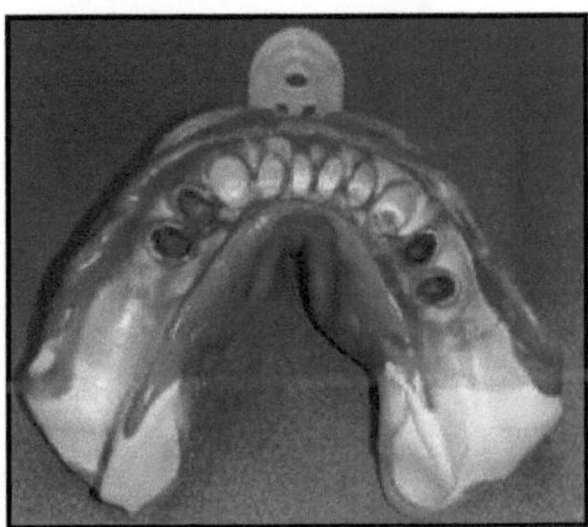

Figura 14: Impressão da situação mandibular

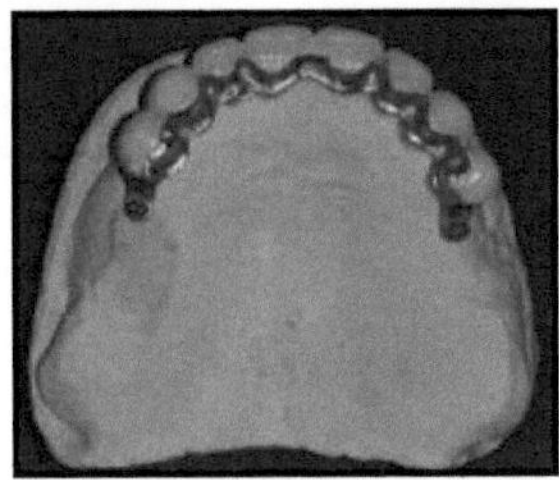

-Frame fitting: a inserção, a adaptação, a estabilidade, a retenção e a oclusão foram testadas e validadas.

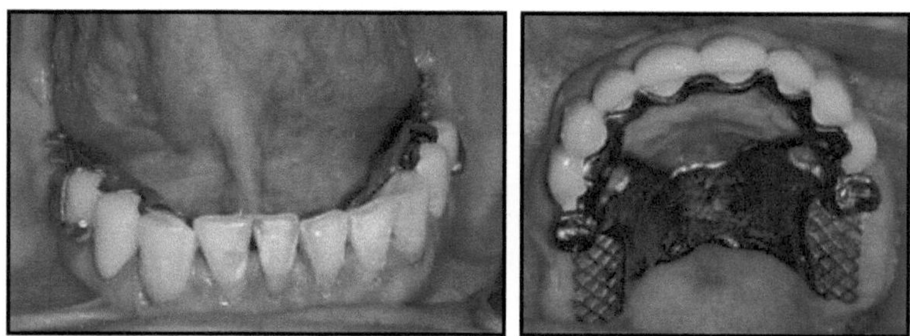

Figura 16: Montagem de armações metálicas

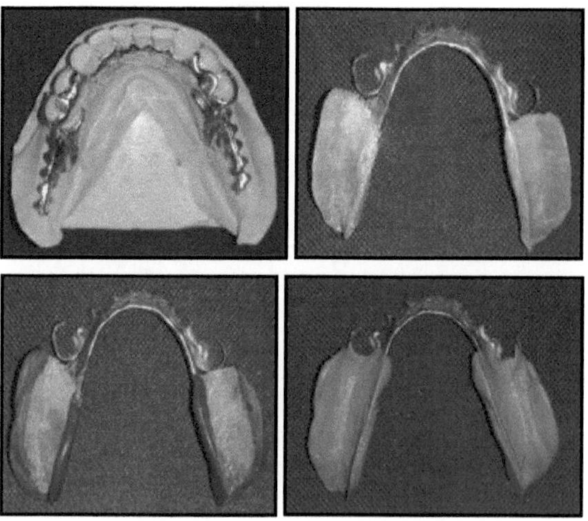

Figura 17: Fase de moldagem anatómico-funcional setorial

-Registo da mordida e escolha da cor da prótese dentária

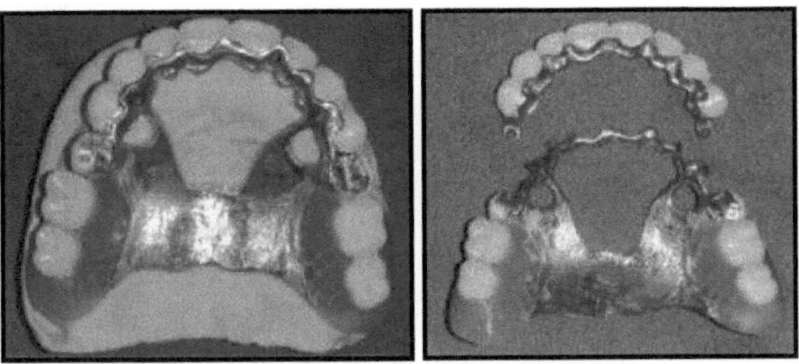

Figura 18: Prótese maxilar em compósito

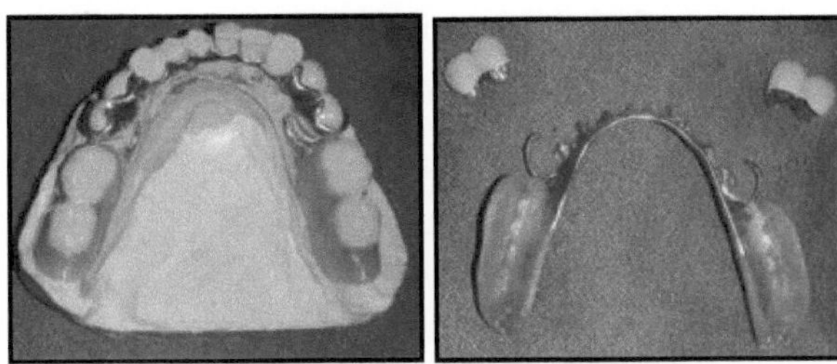

Figura 19: Prótese composta mandibular

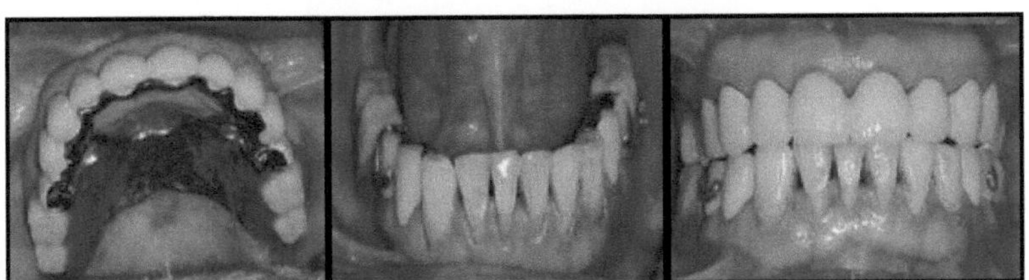

Figura 20: Dentaduras na boca

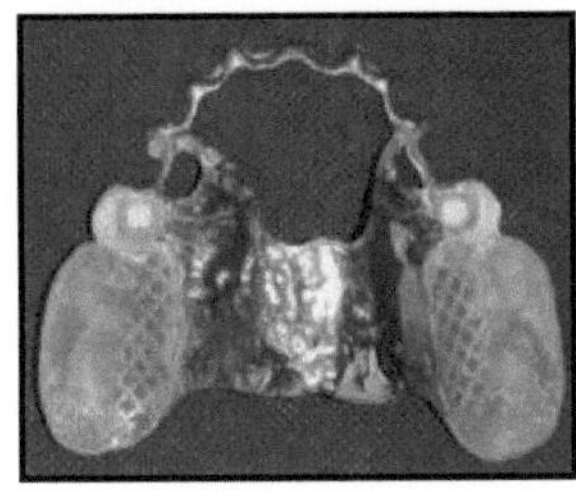

Figura 21: Colocação de attachments extracoronais

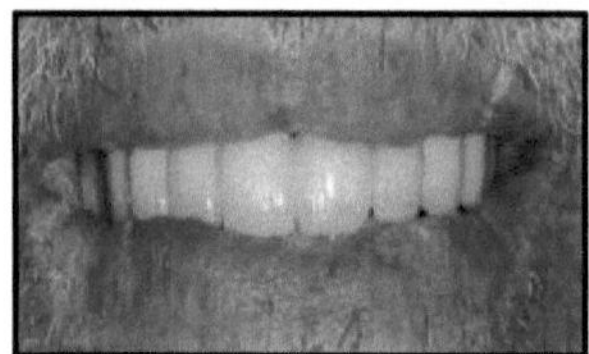 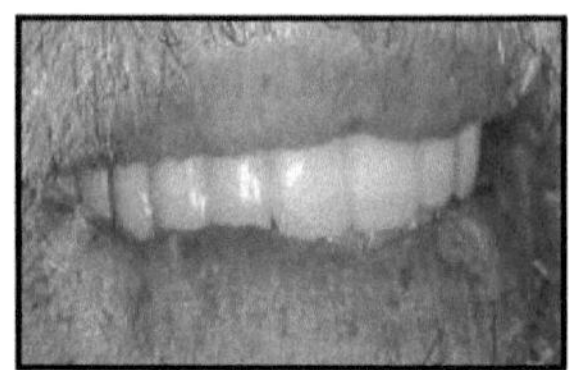

Figura 22: Resultado final

Foi feita uma tala no final do tratamento para proteger as reconstruções protéticas. Foi instituído um acompanhamento regular para apoiar o paciente na gestão do bruxismo e para verificar a durabilidade da restauração protética (fig. 23).

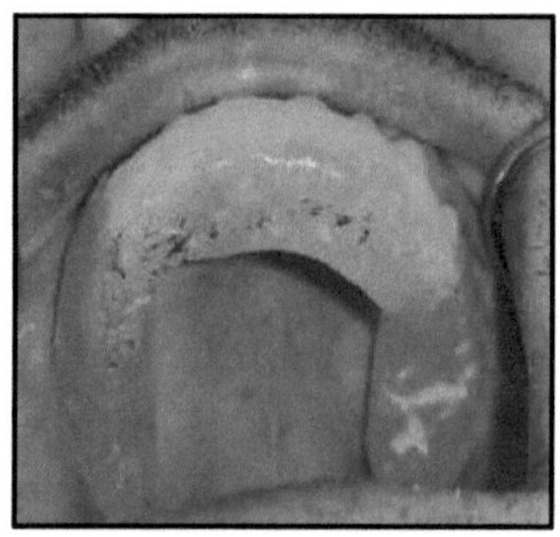

Figura 23: Caleira de proteção da boca

<u>**Discussão**</u>

1- Como identificar o bruxismo

1-1-Critérios de diagnóstico do bruxismo

O diagnóstico do bruxismo baseia-se numa entrevista pessoal com o paciente e é complementado por uma série de exames clínicos.

É essencial distinguir entre os diferentes métodos de exame clínico. De facto, existem vários testes disponíveis para estabelecer o diagnóstico:

- Auto-questionário e entrevista
- Exame clínico (exo bucal e intra-oral)
- Equipamento específico
- Polissonografia

1-2- Questionário médico e entrevista com o paciente

A entrevista individual baseia-se numa síntese de informações subjectivas. Ao reunir informações subjectivas e objectivas, o profissional pode aperfeiçoar o seu diagnóstico de forma relevante.

1-2-1- Autoavaliação

Para ajudar o doente a avaliar as suas atitudes em relação às parafunções, é-lhe entregue um questionário médico. Este questionário é vantajoso porque envolve o paciente na procura da sua patologia.

1-2-2- Entrevista com o paciente: considerações comportamentais

Qualquer entrevista com o paciente suspeito de sofrer de bruxismo baseia-se na procura de informações subjectivas, tais como :

- Cerrar/ranger de dentes durante o dia e/ou a noite,

- Parafunções (onicofagia, tiques de mordedura)
- Dores de cabeça
- Dores orofaciais e musculares (masseter, temporal, músculos do pescoço).

A entrevista inclui também a pesquisa e a identificação do estilo de vida do doente. Este, por sua vez, é suscetível de gerar factores de stress (trabalho, divórcio, morte) que devem ser destacados.

O consumo de estimulantes (álcool, café, chá, bebidas energéticas, drogas) e a informação sobre o historial médico (medicação neuroléptica) são também fortes determinantes a ter em conta na nossa análise.

Por último, as informações sobre as perturbações do sono, as perturbações respiratórias (ventilação oral, AOS) e as perturbações gástricas (DRGE) permitir-nos-ão aperfeiçoar a nossa análise e o nosso diagnóstico.

1-3- repercussões do bruxismo e sinais clínicos a observar

Os sinais e sintomas do bruxismo podem ocorrer de forma combinada ou em momentos diferentes. Estão obviamente correlacionados com a intensidade das forças envolvidas, a frequência do bruxismo e a duração do mesmo.

[4]Segundo RUGH , a resposta individual depende de vários factores, a começar pela modalidade da parafunção. A presença de bruxismo sem sintomas deve-se provavelmente a um sistema muscular suficientemente resistente para proteger tanto as articulações como o próprio músculo.

1-3-1- Repercussões dentárias

1-3-1-1- Desgaste dentário

[70]Este atrito é causado pela fricção entre duas superfícies dentárias.

[70]O desgaste dentário é fisiológico e ocorre com a idade e a alimentação. As facetas de desgaste podem ser encontradas em todos os dentes, tanto anteriores como posteriores, e nas superfícies funcionais .

A atrição é o termo apropriado para o desgaste de origem parafuncional encontrado no bruxismo, testemunhando as sobrecargas exercidas durante o bruxismo. [40,70]As facetas de desgaste localizadas fora das zonas de contacto funcionais, geradas por este atrito, são designadas por facetas de bruxismo; são lisas, duras, com um aspeto brilhante.

Também podemos encontrar superfícies dentárias que apresentam um desgaste acentuado mas de longa duração, revelando um historial de bruxismo resoluto.

Este desgaste patológico é primeiramente observado nos caninos e incisivos superiores, uma vez que a atividade parafuncional se limita geralmente a um movimento de lateropulsão. [74]Quando as guias funcionais desaparecem, o desgaste atinge os pré-molares e molares, podendo estender-se para além do meio da coroa dentária, correspondendo ao estádio 4 da classificação proposta por ROZENCWEIG . (Tab.I)

Tabela I: Classificação do desgaste dentário de acordo com Rozencweig et al (1994)

Classification des différents stades de l'usure dentaire	
Stade 1	Usure de l'émail concernant uniquement moins de 3 couples de dents antagonistes
Stade 2	Usure de l'émail et de la dentine en îlots concernant moins de 6 couples de dents antagonistes
Stade 3	Usure de l'émail et de la dentine sans îlots concernant plus de 6 couples de dents antagonistes
Stade 4	Usure atteignant au moins la moitié de la couronne

As fases 3 e 4 envolvem uma forma grave de bruxismo com uma dimensão psicológica significativa. Rozencweig propõe o termo "bricose" para estas duas últimas fases (Brocard et al. 2007).

É de notar que estas alterações dentárias progridem lentamente. Os pontos de contacto interdentários tornam-se cada vez mais importantes, provocando instabilidade oclusal e uma discrepância por vezes significativa entre a ORC e a OIM.

O desgaste dentário generalizado devido ao bruxismo resulta não só numa perda de dimensão vertical, mas também, frequentemente, num avanço da mandíbula. Para além disso, é de notar que, se o bruxista tiver um lado preferido, o desgaste assimétrico e a deslocação vertical também ocorrem, levando a desequilíbrios articulares e musculares e interferindo com a lateralidade.

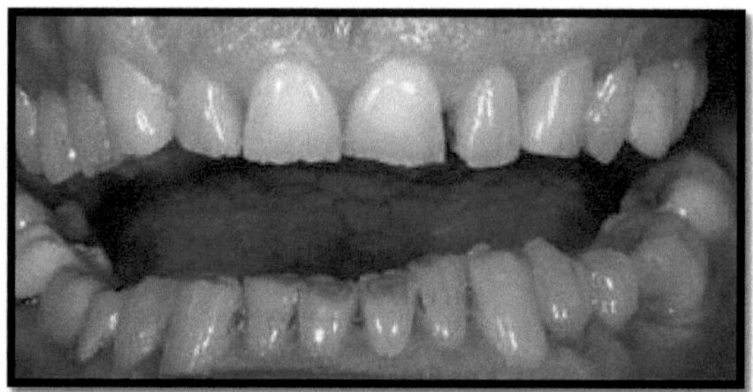

Figura 24: Faceta do desgaste

1-3-1-2- Hipersensibilidade

Encontramos quatro graus de desgaste quando examinamos a superfície do dente:

- Grau 1: Apenas esmalte ;
- Grau 2: esmalte + dentina ;
- Grau 3: dentina ;
- Grau 4: dentina + polpa.

A hipersensibilidade é mais comum nos dois últimos graus.

1-3-1-3- Fissuras, fendas, fracturas

Os dentes estalados são também um sinal de bruxismo ou de maus hábitos dentários. Por vezes difíceis de detetar, a observação clínica deve ser rigorosa. As fissuras, fendas e fracturas podem aparecer numa fase mais avançada.

Os resultados clínicos tendem a mostrar que é possível identificar um risco mais elevado nas categorias de pacientes que sofrem de bruxismo cêntrico. Dois terços dos dentes fissurados são molares inferiores. [45]Esta observação está relacionada com o facto de estes dentes, em virtude da sua anatomia e localização na arcada, estarem sujeitos a um stress oclusal significativo.

1-3-1-4- Mortificações pulpares

O microtrauma circulatório através do ápice ou a infiltração microbiana nas fissuras profundas podem levar à mortificação pulpar. No entanto, este processo é químico e favorece a obliteração concomitante dos canalículos, o que limita o risco de qualquer necrose séptica ou periodontite apical.

1-3-2- Problemas musculares

Um dos sinais mais frequentemente encontrados nos pacientes com bruxismo é a hipertrofia dos músculos elevadores da mandíbula, em particular dos músculos masseteres, razão pela qual a hipertrofia dos masseteres foi adoptada pela Academia Americana de Medicina do Sono (AASM) como um dos critérios de diagnóstico para os indivíduos que sofrem de bruxismo do sono.

[17]Embora seja por vezes utilizada, já não está incluída na versão atual dos critérios de diagnóstico da AASM.

[14]De facto, esta atividade é uma das razões pelas quais os pacientes procuram o consultório dentário: queixam-se de dores, de uma sensação de fadiga muscular, de rigidez matinal e, por vezes, de uma limitação na abertura da boca ao acordar. Os músculos sujeitos a contracções tão intensas e prolongadas ficam tetanizados, o que leva a um desequilíbrio da oxigenação celular. A dor muscular é simplesmente a expressão de contraturas ligadas à hiperatividade e à fadiga.

É de notar que, ao contrário das perturbações temporomandibulares, em que a sensibilidade muscular é frequentemente unilateral, as mialgias e a hipertrofia massetérica, quando presentes, são sempre bilaterais. Mesmo nos casos de bruxismo excêntrico, a hiperatividade muscular (EMG) permanece bilateral, embora seja comparativamente mais elevada num dos dois lados.

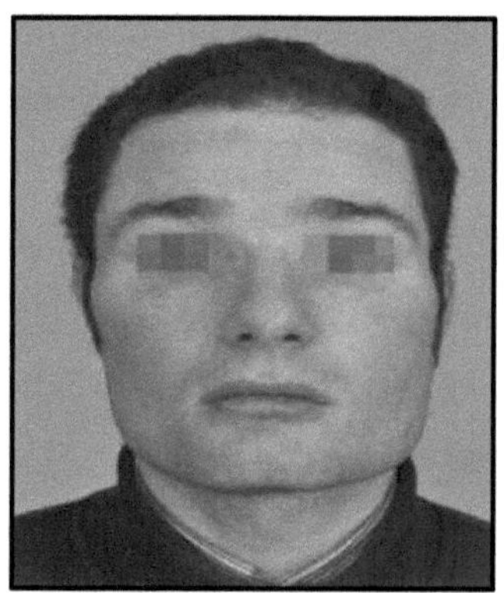

Figura 25: Hipertrofia do masseter desenvolvida no contexto do bruxismo [3]

1-3-3- Danos nas articulações

Embora muitos bruxistas sofram de perturbações temporomandibulares durante a mastigação ou mesmo em repouso, se não forem tratadas, estas podem agravar-se e contribuir para o desenvolvimento de osteoartrite articular através do desgaste mecânico das superfícies articulares.

[73]A trilogia clássica da desordem da articulação mandibular (DAM) é apresentada pela BAD:

- B: Ruídos articulares, que reflectem variações na relação cólo-discal.
- R: Dor (a correlação com o bruxismo pode ser demonstrada juntando dois bruxófilos antagónicos e mantendo a pressão durante alguns minutos, normalmente o suficiente para desencadear o ataque doloroso).
- D: Discinesia.

Embora tenha sido observada uma correlação significativa entre o bruxismo e as disfunções neuromusculares em adolescentes, os autores têm opiniões divergentes quanto ao nexo de causalidade entre estas e o próprio bruxismo. [48]De acordo com LOBBEZO e LAVIGNE, a relação entre bruxismo e disfunções temporomandibulares não foi comprovada.

No entanto, é de salientar que é necessário efetuar um exame das articulações de todos os pacientes que sofrem de bruxismo, a fim de ter em conta qualquer possível perturbação das articulações aquando da proposta de tratamento.

1-3-4- Problemas periodontais

❖ **Alargamento do espaço desmodontal :**

Este aumento explica-se simplesmente pelo facto de a capacidade viscoelástica dos dentes ter sido excedida pelo apertamento intenso.

❖ **Mobilidade dentária :**

Para alguns autores (Glaros e Rao, 1977; Pavone et al., 1985), poderiam estar ligados a um alargamento do espaço ligamentar, secundário a traumatismos oclusais frequentes na ausência de qualquer doença periodontal. Pelo contrário, na presença de lesões periodontais avançadas, a mobilidade dentária num ou mais dentes pode representar um verdadeiro alarme doloroso durante o contacto oclusal. [12, 58,89]Se, no entanto, esta dor for violada durante o bruxismo, o processo de perda dentária será demasiado rápido.

❖ **Sinais dos ossos e das gengivas :**

Na ausência de qualquer doença periodontal, e quando as forças oclusais estão bem distribuídas, provocam uma reação periosteal, fazendo com que o osso alveolar pareça mais denso. Isto pode levar a hipercementose, espessamento da gengiva alveolar (festões de Mac Call e fissuras de Stillman) e dor nas paredes alveolares.

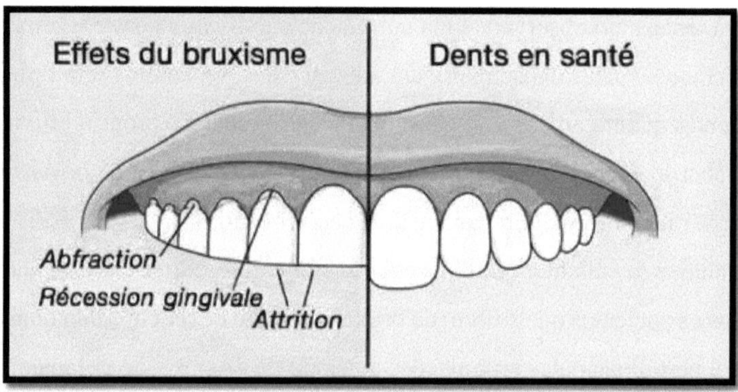

Figura 26: Efeitos do bruxismo

Também pode haver exostose dos ângulos goniais, que acompanha a hipertrofia massetérica. Isto pode ser observado numa radiografia dentária panorâmica.

São possíveis reabsorções ósseas na inserção dos músculos pterigoide medial e masseter (Duminil et al 2015).

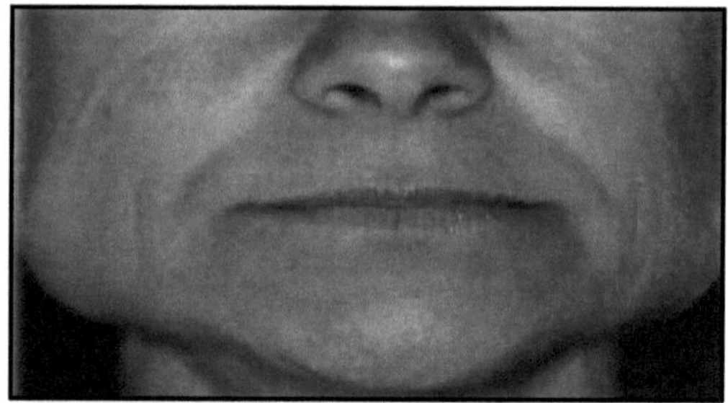

Figura 27: Exostoses dos ângulos goniais .

1-3-5- Modificação da dimensão oclusal vertical

Nos bruxistas crónicos, a dimensão vertical é frequentemente mantida. O desgaste dentário é muitas vezes lento, dando tempo ao osso para compensar a perda de altura do dente. As forças impostas vão estimular o osso, aumentando a densidade óssea. [11]A altura inferior da face é assim mantida, o que complicaria a reabilitação protética, necessitando de um aumento da DVO na maioria dos casos.

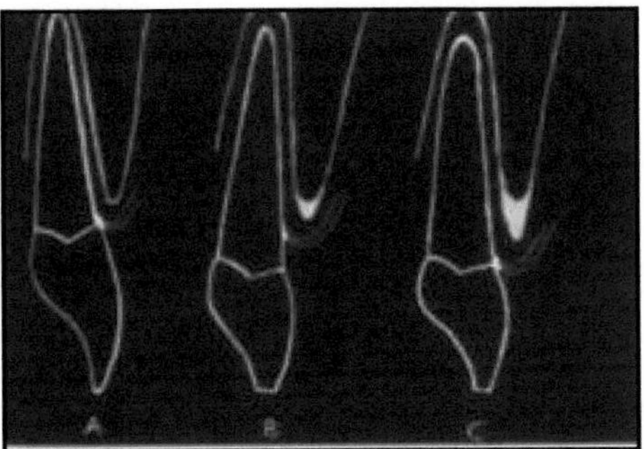

Figura 28: Diagrama da aposição óssea em função do desgaste dentário[8]

No entanto, em alguns casos, a dimensão vertical nem sempre é mantida, nomeadamente nos casos em que o desgaste dentário é mais rápido do que a compensação óssea. [16]Nestes casos, a dimensão vertical é perdida, levando a uma rotação anterior da mandíbula, muitas vezes acompanhada de uma oclusão de ponta a ponta e, por vezes, até de uma mordida anterior invertida, resultando num perfil côncavo com uma projeção anterior do queixo.

1-3-6- Lesões das mucosas

❖ **Linea alba :**

A linha alba, linha de mordida ou linha de oclusão, caracteriza-se por uma linha esbranquiçada de hiperqueratinização. [17]Está presente no interior das bochechas, paralelamente ao plano oclusal, em frente aos molares. Kampe e D'Incau atribuem a sua presença ao bruxismo.

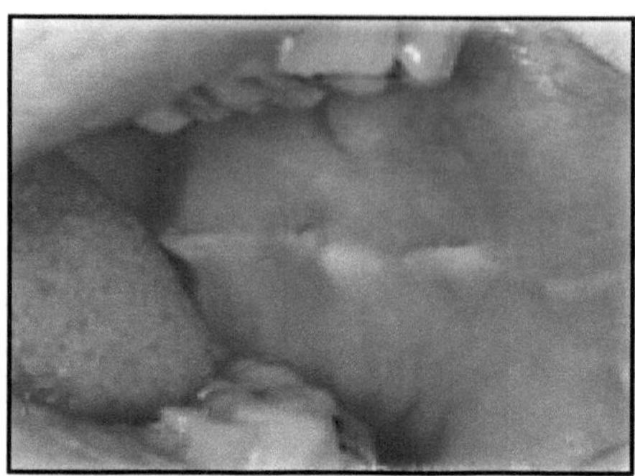

Figura 29: Línea alba descrita no contexto do bruxismo

❖ Recuos e mordeduras linguais

O exame clínico da mucosa oral de uma pessoa que sofre de bruxismo pode revelar sinais de mordedura, nomeadamente no interior da bochecha, bem como reentrâncias nos bordos laterais da língua.

Autores (Sapiro 1992; Kampe et cool 1997, Yanagisawa K et al. 2017) estabelecem uma ligação entre o cerramento inerente ao bruxismo e as impressões dentárias encontradas nos bordos laterais da língua.

Uma pressão excessiva e regular da língua sobre o palato e os dentes pode também explicar a sensação de ardor sentida pelo doente (fig.).

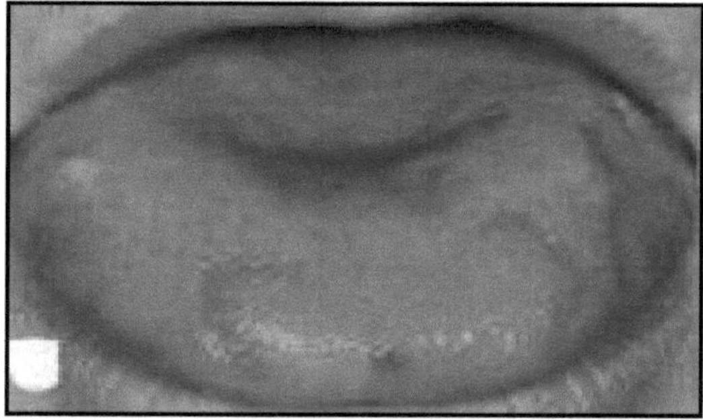

Figura 30: Mordeduras na língua no contexto do bruxismo [33]

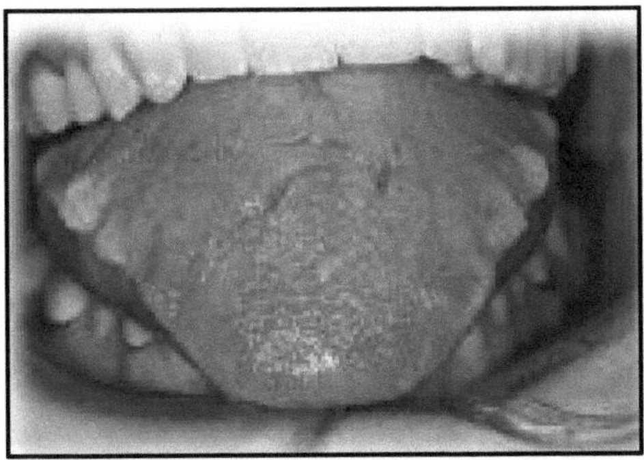

Figura 31: Indentações na língua causadas pela compressão forçada da língua nas superfícies linguais

1-4-Sistemas específicos que contribuem para o diagnóstico

1-4-1- Detetor de forças intra-articulares (ISFD)

O ISFD é constituído por uma tala ligada a uma película piezoeléctrica. [2]Este fio, que é sensível à deformação das superfícies oclusais, fornece resultados mais fiáveis do que a polissonografia (PSG) .

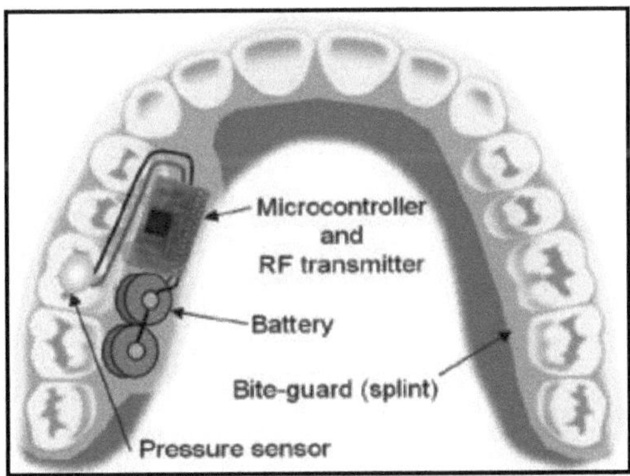

[40]Figura 32: Detetor de força intra-articulação

1-4-2- Brux Checker ® [62,83]

Brux Checker ® é uma placa termoformável de policloreto de vinilo vermelho com 0,1 mm de espessura. É atractiva devido ao seu baixo custo e facilidade de instalação. Contribui para a avaliação dos constrangimentos oclusais ligados ao bruxismo.

Este aparelho, utilizado durante uma ou duas noites, pode também ser utilizado durante o dia. As zonas de bruxismo são identificadas através da remoção do corante vermelho.

É um meio de materializar o comportamento dentário quando o paciente está inconsciente, nomeadamente durante o sono. [82]Reforça o discurso e motiva o paciente a cuidar da sua patologia.

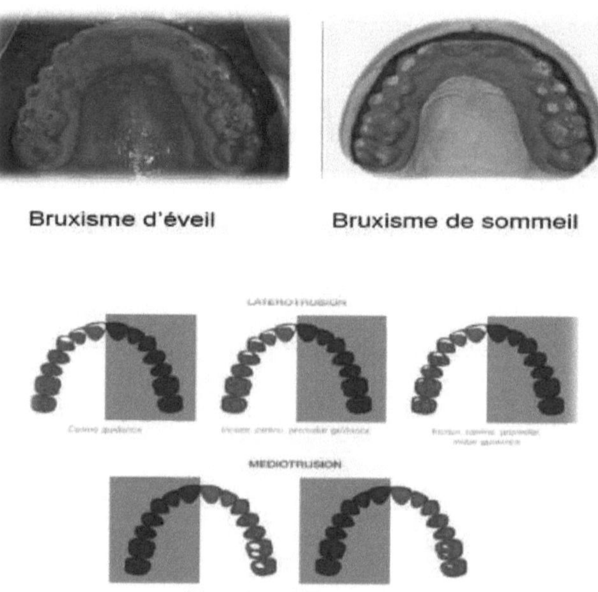

Figura 33: Verificador de bruxismo

Permite :

- Diagnóstico de padrões oclusais com base nos contactos oclusais durante episódios de bruxismo.

- O paciente consegue visualizar as suas parafunções e, assim, dar forma concreta ao seu bruxismo.

- Detetar as zonas de rangido activas através do desaparecimento do corante.

1-4-3-Bruxoff ®

O Bruxoff® é um aparelho de registo ambulatório de três canais que regista a atividade EMG dos masséteres e a atividade ECG do coração. [76]Está equipado com três sensores: dois colocados nos dois masséteres e um colocado no tórax, mantido no lugar por uma cinta torácica.

As gravações são efectuadas à noite.

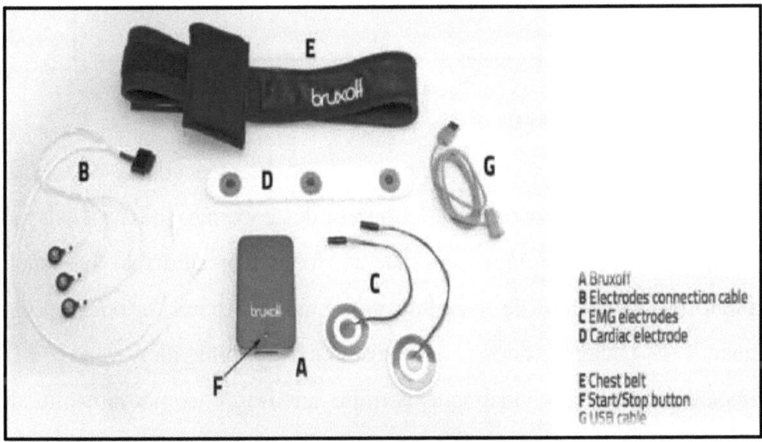

Figura 34: Dispositivo Bruxoff

1-4-4- Bitestrip ®

Este dispositivo é o mais económico (100 euros). Trata-se de um dispositivo de utilização única. O elétrodo EMG é colado diretamente no masseter esquerdo do paciente. O chip eletrónico no interior do dispositivo regista o EMG durante 5 horas. Quando o doente acorda, é indicado um número diretamente no dispositivo. Este valor representa o grau de bruxismo:

- L: Ausência

- (30-60 episódios): ligeiro
- (61-100 episódios): moderada
- (> 100 episódios): grave

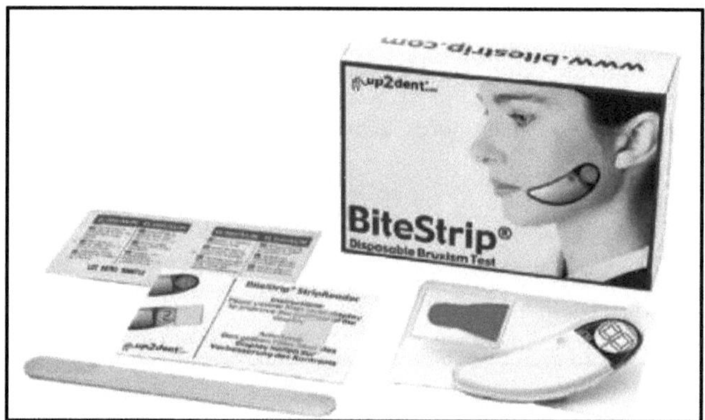

Figura 35: BiteStrip®

1-4-5- Polissonografia [27,39]

A polissonografia é um exame médico que consiste em estudar o sono de um paciente num quadro específico. No âmbito deste exame, são analisadas as diferentes variáveis fisiológicas do doente: frequência cardíaca, frequência respiratória, saturação de oxigénio, atividade cerebral e oculograma. Enquanto o paciente dorme, o registo destas diferentes variáveis é acompanhado por um vídeo que permite analisar o comportamento do paciente.

A polissonografia é, por conseguinte, considerada como o teste de diagnóstico mais fiável e objetivo para o bruxismo do sono. Permite igualmente determinar o grau de gravidade da patologia do bruxismo.

É também utilizado para o diagnóstico de várias patologias, incluindo a AOS. Por outro lado, este exame é dispendioso e moroso. É efectuado num local especializado, geralmente um hospital.

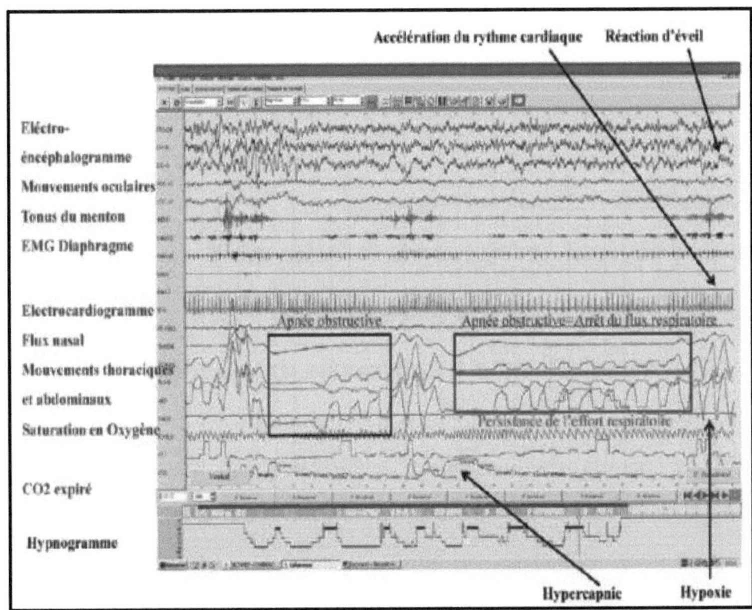

Figura 36: Análise gráfica dos resultados da polissonografia.

2-Abordagem terapêutica não invasiva

[25]Como o efeito da etiologia multifatorial no desenvolvimento desta patologia é quase evidente, o tratamento ou gestão do bruxismo, como lhe chama Rugh, deve começar com um método suave que envolva o paciente no trabalho do dentista:

- Numa primeira fase, o paciente é sensibilizado para a sua condição e ajudado a alterar os hábitos e comportamentos nocivos responsáveis pelo aparecimento ou agravamento do bruxismo.

- Em segundo lugar, o profissional opta por talas de recondicionamento muscular, que constituem um meio simples e eficaz de limitar os efeitos e as consequências do bruxismo.

- Numa fase aguda, a prescrição de certos medicamentos como as benzodiazepinas, os miorrelaxantes ou os antidepressivos pode estar indicada, mas esta indicação deve ser limitada, bem controlada e, por vezes, sob a vigilância de uma equipa multidisciplinar, pois os efeitos secundários destes medicamentos são, infelizmente, múltiplos.

- O objetivo desta primeira fase é favorecer o condicionamento neuro-músculo-articular, para que a reabilitação protésica possa ser realizada nas melhores condições possíveis.

2-1- Técnicas comportamentais: auto-monitorização das parafunções

2-1-1 Sensibilização e motivação dos doentes

É necessário convencer o paciente da importância do seu envolvimento total na nossa abordagem terapêutica e explicar-lhe que estes hábitos comportamentais estão profundamente enraizados na sua prática quotidiana, mas que é possível remediá-los, uma vez que o grande problema é que são igonretizados por ele, pelo que o facto de se lembrar deles a cada momento nos permite livrarmo-nos deles.

Em primeiro lugar, o médico deve explicar ao paciente a anatomia e a fisiologia do aparelho manducatório, as modalidades de bruxismo, as suas causas e consequências. O paciente deve esforçar-se por identificar os factores que desencadeiam o bruxismo no decurso do seu dia e da sua vida quotidiana (por exemplo, em momentos de stress, no carro ou no trabalho).

Deve também estar atento a sensações de dor muscular ao acordar, que são sinais de episódios de bruxismo durante a noite. [75]O profissional tentará distinguir o tipo de bruxismo, ou seja, fricção, estalido ou cerramento.

Isto facilitará ao doente a vigilância e a luta contra a sua parafunção e reduzirá a frequência ou a intensidade do contacto interdentário e da contratura muscular.

2-1-2-Reabilitação comportamental dos pacientes

Como já foi referido, o bruxismo diurno está ligado a factores emocionais. [88]Os tratamentos baseados na modificação do comportamento são, portanto, particularmente eficazes nesta situação, uma vez que o estado de consciência do doente lhe permite detetar o momento em que a sua parafunção aparece, bem como os factores desencadeantes, pelo que tentará limitar-se.

Esta reeducação consiste em ensinar o doente a adotar uma posição de repouso fisiológica não traumática, em desoclusão com os lábios unidos e sem tensão muscular, bem como em reaprender a deglutição fisiológica para permitir um recondicionamento neuromuscular o mais adaptado possível.

Por fim, é possível efetuar uma gimnoterapia diária, utilizando movimentos laterais para libertar e aliviar a tensão músculo-articular (8,86).

Trata-se de um primeiro passo essencial, que pode ser suficiente em alguns casos.

[70]No entanto, é de notar que, se mesmo após um período de 4 a 8 semanas desta gimnoterapia os resultados obtidos não forem significativos, esta autoeducação comportamental pode ser potenciada com o tratamento através do uso de uma boquilha .

2-1-3-Abordagem cognitiva

2-1-3-1- Biofeedback ou Feedback Biológico

[21, 33,79]Trata-se de uma técnica utilizada em medicina, fisioterapia, psicologia, etc., que se refere a um processo através do qual um indivíduo aprende a modificar a sua atividade fisiológica a fim de melhorar a sua saúde e o seu desempenho.

O biofeedback tem sido utilizado para reduzir o bruxismo, mas o efeito não parece durar após a interrupção do tratamento. Neste método, são utilizados sons altos para acordar o doente sempre que a atividade EMG mastigatória excede um limiar predefinido. [29]O paciente percepciona os despertares como "castigos" - isto é conhecido como **Condicionamento Clássico**".

Outra abordagem comportamental consiste em incluir uma correção adicional de cada vez que os doentes acordam - isto é conhecido como **"condicionamento operante"**. Neste caso, pede-se aos doentes que realizem uma ação adicional de cada vez que acordam, como escovar os dentes. [13]A combinação do despertar e da correção parece ser mais eficaz do que o simples despertar.

[90]Outros métodos de biofeedback estão atualmente a ser estudados, como o método que utiliza um sistema de talas que suporta um vibrador que actua sobre o lábio durante qualquer episódio de bruxismo .

Técnicas muito simples são também habitualmente utilizadas para ensinar os doentes a controlar o seu comportamento parafuncional e a concentrarem-se em não ranger os dentes.

[57]O princípio consiste em estabelecer reflexos de controlo através de mnemónicas, como a aplicação de um autocolante colorido no seu relógio para o lembrar de verificar se não está a apertar o punho, ou a utilização de autocolantes, que ele coloca em objectos visíveis no dia a dia, como o seu telemóvel. Isto ajuda a criar automatismos e a envolvê-lo no seu plano de tratamento. Podem também deslocar-se e reduzir o seu stress brincando com um elástico, uma bola ou um anel durante cada episódio.

Desta forma, o profissional ensina ao paciente técnicas de controlo para corrigir as suas disfunções e permite-lhe ser o centro do seu próprio tratamento. [33]Esta terapia pode ser uma alternativa ao tratamento farmacológico ou um complemento ao tratamento psicoterapêutico quando se trata de gerir o stress.

2-1-3-2- Estimulação Neural Eléctrica Transcutânea (TENS) [4, 72,85]

Esta abordagem cognitiva baseia-se no conceito do papel primordial da perfusão muscular. A repetição da atividade muscular leva a um encurtamento das fibras musculares e, correlativamente, a uma contração quase permanente. O fluxo sanguíneo diminui e certas toxinas, como o ácido lático, acumulam-se. Com este método, os pacientes recebem impulsos eléctricos fracos e rítmicos transmitidos pelos nervos que controlam os músculos do rosto. Isto aumenta o fluxo sanguíneo, ajudando a eliminar as toxinas que causam dor e disfunção.

[21]Treacy combina TENS com biofeedback EMG para aumentar a abertura da boca e diminuir a tensão muscular .

2-1-4- Hipnoterapia sugestiva

A abordagem cognitiva, durante a qual o paciente aprende a relaxar os músculos mastigatórios, tem o efeito de reduzir a atividade EMG durante o sono.

Estudos recentes confirmam que as técnicas de relaxamento e meditação têm um efeito positivo na redução do bruxismo. [54,68]A técnica MART (Muscle Awareness Relaxation Training) permite que os pacientes tomem consciência do seu stress através dos sinais do seu corpo. [88]Centra-se na postura, na contração muscular e na respiração, o que, segundo os estudos, leva a uma redução do bruxismo, relaxando os músculos mastigatórios, permitindo que a boca se abra mais e reduzindo a frequência respiratória.

[54]Um estudo com 24 participantes relatou uma maior eficácia do MART em comparação com o TENS no tratamento do bruxismo, sugerindo a relevância do relaxamento através do treino da consciência muscular de todo o corpo e mente (.

2-1-5- Bruxismo e um estilo de vida saudável

2-1-5-1- Alimentação eléctrica

Repensar a sua dieta pode ajudar a prevenir o ranger de dentes. Comer produtos industriais ricos em hidratos de carbono pode causar stress, por isso é importante ter uma dieta saudável. Para reduzir o risco de cãibras nos maxilares, escolha alimentos ricos em cálcio. Este nutriente é conhecido pelas suas propriedades calmantes.

Escolha também alimentos que forneçam uma boa quantidade de magnésio. Uma deficiência deste nutriente torna o organismo mais suscetível à ansiedade, à fadiga e ao stress. Os estimulantes como o álcool, o chá e o café devem ser evitados três horas antes da hora de deitar. Fumar depois das 19 horas é também fortemente desaconselhado.

2-1-5-2- Exercício físico

Alguns desportos são recomendados para prevenir ou reduzir os sintomas do bruxismo.

Actividades físicas relaxantes como Qi Gong, ioga, jogging, natação ou tai chi reduzem os sintomas do ranger de dentes.

Estes exercícios reduzem a tensão muscular e melhoram o estado de espírito, ajudando a aliviar o stress.

Recomenda-se a prática de exercício físico durante o dia, uma vez que reduz o bruxismo

Eficazmente. [46]No entanto, o exercício físico intenso não é recomendado depois das 18 horas, para que possa regressar a um estado calmo ao deitar .

O controlo do doente sobre os seus hábitos, tentando evitar estas práticas destrutivas, é o tratamento primário das suas parafunções. Alguns autores recomendam a utilização do biofeedback como parte do tratamento do comportamento e dos hábitos, antes de qualquer outro tratamento. Os progressos em termos de dores musculares ou dentárias são registados pelo profissional e regularmente recordados ao paciente.

No entanto, é de notar que estas terapias cognitivo-comportamentais destinadas a eliminar certos comportamentos desadaptativos exigem um investimento significativo por parte do profissional (tempo, acompanhamento, seguimento, etc.).

2-2-Abordagem farmacológica

2-2-1- Injecções regulares de toxina botulínica (BTX) (56,84)

[56]**Toxina botulínica**: Trata-se de uma neurotoxina purificada produzida por uma bactéria anaeróbia chamada "clostridium botulinum" que bloqueia a condução nervosa.

Quando injectada por via intramuscular, a toxina bloqueia a libertação de acetilcolina ao nível pré-sináptico da junção neuromuscular, provocando uma desnervação química (efémera devido ao recrescimento axonal) limitada aos músculos injectados. O resultado é uma hipotrofia e uma redução da potência e do volume do músculo injetado, mas sem astenia mastigatória com as doses utilizadas. [14]

Num estudo efectuado por L. Chikhani e J. Dichamp em 2013, observaram que :

- A dor diminuiu completamente em 64% dos doentes após uma única sessão de injeção e regrediu significativamente em 31%.

- Os resultados da cinemática mandibular foram satisfatórios, com aumento da qualidade e quantidade de abertura bucal (+8 em média) e simetrização da cinética dos côndilos mandibulares.

- Os resultados sobre a hipertrofia massetérica são muito convincentes: 90% dos pacientes referem espontaneamente uma melhoria estética dos contornos do rosto, com uma redução do diâmetro transversal do rosto.

- Os resultados relativos ao bruxismo foram positivos, com 53% dos pacientes a declararem que tinham deixado de ranger os dentes, e uma redução significativa do bruxismo sem cessação completa em 22% dos pacientes.

- [14]O conforto mastigatório foi melhorado em 73% dos pacientes e foi observado um aumento significativo da longevidade das próteses dentárias fixas ou removíveis (coroas, pontes ou próteses implanto-suportadas) nestes pacientes, que deterioraram rápida e iterativamente todas as próteses antes de qualquer injeção de toxina botulínica.

[50]As injecções de toxina botulínica nos músculos masseter e/ou temporal parecem ser um tratamento altamente eficaz e duradouro para o bruxismo, a hipertrofia do masseter e do temporal e certas formas de síndromes algodisfuncionais das articulações temporomandibulares .

Este tratamento, que pode parecer dispendioso, é certamente mais barato do que os tratamentos ditos "convencionais", uma vez que um frasco de toxina pode ser utilizado para tratar cerca de dois a três pacientes. Além disso, não tem efeitos secundários notórios ou duradouros e pode ser efectuado em regime ambulatório.

[30,84]A principal desvantagem deste tratamento é o facto de a sua indicação terapêutica não estar rotulada, uma vez que o conhecimento atual da TxB no tratamento do bruxismo se baseia em dois ensaios clínicos aleatórios controlados e em alguns relatos de casos, pelo que são necessários mais estudos de alto nível sobre o efeito da TxB no bruxismo para estabelecer uma prática baseada em provas da TxB nesta questão.

2-2-2- Outras substâncias medicamentosas

Vários estudos analisaram a utilização de medicamentos para tratar o bruxismo, incluindo benzodiazepinas, miorrelaxantes, antidepressivos do tipo SSRI e anticonvulsivantes.

Infelizmente, estas abordagens farmacológicas ainda estão a ser estudadas e nenhuma delas pode ser recomendada para o tratamento definitivo da SB.

Por exemplo, vários estudos demonstraram que a utilização de antidepressivos, incluindo os que têm propriedades sedativas, pode prejudicar o sono, induzindo perturbações do sono ou agravando as já existentes.

[92]No que diz respeito ao nosso tema do bruxismo, um estudo demonstrou que a Venlafaxina, um medicamento psicotrópico utilizado no tratamento da depressão, é conhecida por induzir ou exacerbar o bruxismo do sono e perturbar a regulação do tónus muscular durante o sono REM.

[93]Existem muito poucos estudos que justifiquem a utilização de tratamentos farmacológicos para o bruxismo e os únicos dados baseados em evidências são insuficientes para tirar conclusões definitivas, o que significa que a sua utilização só pode ser muito ocasional, na fase aguda, e deve, em qualquer caso, ser limitada a alguns dias para evitar qualquer risco de dependência.

Não existem provas suficientes para tirar conclusões definitivas sobre os efeitos de vários medicamentos no bruxismo. Embora algumas substâncias relacionadas com os sistemas dopaminérgico, serotoninérgico e adrenérgico suprimam ou exacerbem a atividade do bruxismo em humanos e animais, a literatura permanece controversa e baseia-se principalmente em relatos de casos anedóticos. É necessária mais investigação controlada e baseada em provas sobre esta questão pouco explorada.

2-3-Gouttière para relaxamento muscular

2-3-1- Definição

É um dispositivo que cobre uma das duas arcadas dentárias, impedindo que o paciente recupere uma oclusão habitual de máxima intercuspidação. A tala é um aparelho ortopédico, que deve assegurar o retorno a uma posição ortopédica funcional, restabelecendo assim todos os parâmetros de posição e função fisiológicos. Esta é uma das principais condições para o sucesso do tratamento.

2-3-2-Indicação de MRM

[23][95]Uma moldeira oclusal pode ser utilizada para testar uma posição terapêutica, antes de qualquer alteração importante por razões protéticas, como a alteração da dimensão vertical ou a criação de uma anteposição mandibular.

Mas é mais frequentemente utilizado diretamente como meio terapêutico
[31]Uma tala oclusal é utilizada principalmente para fins terapêuticos .

Para alguns autores (Greene e Laskin, 1972; Rozencweig 1994; Turp et al., 2004), a tala oclusal, ao materializar o tratamento, reforçaria o efeito "taking charge" e actuaria sobretudo como um placebo. [24]No entanto, Ekberg (Ekberg et al., 2003), num ensaio clínico controlado e aleatório que envolveu 60 pacientes em 2003, demonstrou que a tala oclusal lisa também actua na resolução das contraturas.

Embora as talas oclusais já não devam ser utilizadas como tratamento geral para a DAM, existem ainda indicações reais para a sua prescrição.

2-3-3- Realização do GRM

Recomenda-se que a caleira seja feita de um material "duro" (resina acrílica, para maximizar o seu efeito inibidor). Deve ser lisa, sem entalhes e esteticamente agradável (transparente). [49,63, 66,71]

[69]Para evitar qualquer deslocamento dos dentes (erosão dos dentes antagonistas), recomenda-se a utilização de um GRM que cubra toda a arcada de suporte. [63,66]Os pontos de contacto devem ser distribuídos de forma harmoniosa e com a mesma intensidade em toda a arcada, numa relação cêntrica.

[69]A guia anterior é funcional como proteção canina porque este padrão impede a contração dos músculos elevadores do lado não trabalhado.

É aconselhável realizar a GRM em forma de ferradura para minimizar a perturbação dos movimentos da língua e otimizar o repouso lingual e a postura de deglutição. [69]Na maxila, o palato deve ser sempre mantido livre e deve haver o mínimo possível de invasão na área de suporte retro-incisal.

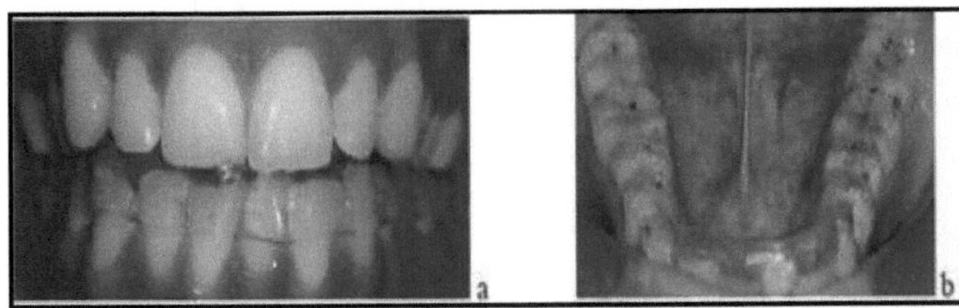

Figura 37: Caleira de recondicionamento muscular equilibrada: contactos bem distribuídos

2-3-4- Escolha do arco de apoio :

A tala oclusal deve ser feita para a maxila ou para a mandíbula?

É provavelmente possível obter os mesmos resultados independentemente da situação da moldeira oclusal, mas a escolha da situação individual da moldeira oclusal depende de alguns princípios básicos. Por exemplo, é essencial concentrar-se sempre na arcada edêntula maior, de modo a aumentar o efeito estabilizador através da criação de pontos de contacto oclusais adicionais. Nos casos em que os incisivos estão severamente sobrejetados, como no caso de várias classes de Angle II, é preferível criar

41

um splint oclusal na arcada maxilar. Neste caso, é difícil obter contactos anteriores e orientação adequada com uma tala mandibular. Para além do facto de ser preferível a tala oclusal mandibular, esta oferece a vantagem de proporcionar um melhor local de repouso para a língua (que deve estar fisiologicamente localizada em repouso no palato). [71]Além disso, em caso de disfunção lingual, as talas oclusais mandibulares alteram a língua, o que se torna uma ajuda preciosa para o profissional, forçando a língua para fora de posição, obrigando-a a assumir uma melhor posição superior. (fig. 38)

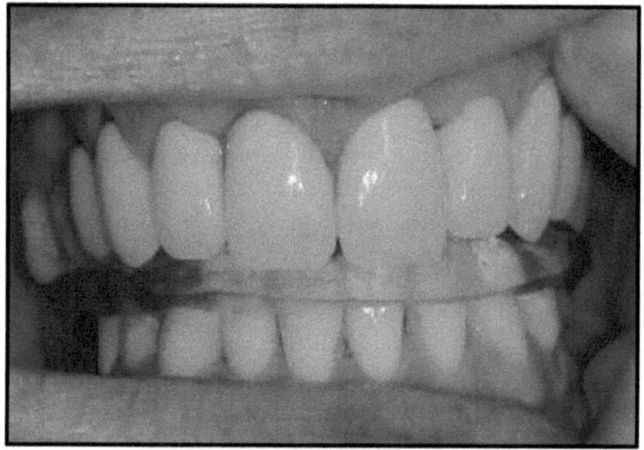

Figura 38: colocação da boquilha

Tabela II: Resumo da prescrição de MRG em diferentes situações clínicas.

	ARCADE MAXILLAIRE	ARCADE MANDIBULAIRE
INDICATIONS	-Edentement mandibulaire < édentement maxillaire -Classe II/1 d'Angle -Classe I/1 marquée -Contention maxillaire -Bruxeur exagéré -Courbure de compensation accentuée	-Edentement mandibulaire > édentement maxillaire -Classe dentaire I d'Angle -Classe dentaire II/2 d'Angle -Classe dentaire III d'Angle -Ventilation orale -Sensibilité sociale (esthétique et phonation).
+	- Permet la réalisation d'un meilleur plan d'affrontement lisse, d'un meilleur guide antérieur.	-Esthétique -Meilleur confort (diminution de la gêne au niveau de la langue, de la gêne esthétique et phonétique). -Favorise l'ascension de la langue en position haute, contre le palais (avantageux chez les ventilateurs oraux et les patients atteints de SAHOS). -Conservation de la proprioception des incisives maxillaires qui sont chargées de réguler les pressions et les postures mandibulaires. -Libère la suture inter-palatines de toutes contraintes.
—	Contre-indiquée chez les patients souffrant de troubles respiratoires du sommeil, tels que le SAHOS.	Aucune contre-indication et aucun inconvénient comparé à la GRM maxillaire.

3-Tratamentos protéticos

É essencial, aquando da realização de qualquer prótese, garantir que esta se integra e participa nas funções manducatórias da forma menos prejudicial possível.

No caso de um bruxista, a perda dos pontos de referência oclusais, da postura mandibular e da posição de referência e, eventualmente, a presença de anomalias no funcionamento do aparelho mandibular, bem como o grande risco que representam as forças excessivas, podem levar à destruição prematura da prótese, tornando o diagnóstico e o tratamento protético do paciente mais difícil e delicado.

Para responder às necessidades do paciente e aos objectivos do tratamento, e para minimizar o risco de fracasso, é essencial definir uma estratégia de tratamento que nos permita definir com precisão a escolha protética mais adequada. Todos os nossos tratamentos (conceitos protéticos oclusais) destinados a reconstruir a oclusão devem estar em conformidade com a fisiologia e restaurar uma função eficaz e não prejudicial. Atualmente, a ênfase recai sobre um exame clínico bem estabelecido, um diagnóstico oclusal preciso e uma morfologia adaptada ao indivíduo. [60,78]A ênfase nestas fases pré-protéticas e a sua esquematização ajudar-nos-ão, sem dúvida, a atingir os nossos objectivos de tratamento.

Só um estudo aprofundado nos permitirá elaborar um plano protético que responda aos seguintes critérios necessários:

- Estabelecer uma posição maxilo-mandibular estável, utilizando a minha referência articular, a relação cêntrica.
- Restauração das funções oclusais através do restabelecimento de morfologias oclusais capazes de assegurar a centragem, a cunha e a orientação.
- Avaliação correta da dimensão vertical (o desgaste alterou-a de tal forma que é necessário alterá-la?)
- Assegurar a satisfação estética do paciente, que pode ser o motivo da consulta [22].

No entanto, o profissional deve lembrar-se que a prótese não cura o paciente da sua parafunção e que a manutenção regular é essencial. [19,61]Restaurar dentes desgastados sem tentar combater o bruxismo só pode levar ao fracasso terapêutico.

3-1- Lembretes sobre a oclusão

3-1-1- Posição de referência, posição terapêutica [6, 27,35, 41, 67,94]

A escolha de uma posição de referência é um pré-requisito para a proposta terapêutica e para as etapas subsequentes. Esta decisão deve ser tomada antes do início de qualquer tratamento e não no decurso do mesmo.

No caso de endentações pequenas, é necessário decidir se a posição oclusal intercuspídea máxima do paciente deve ser utilizada como posição de projeto, ou seja, a posição de referência. Para dar uma resposta positiva, a análise oclusal pré-protética deve determinar que esta posição é estável. [7]Pode prever-se uma preparação pré-protética destinada a eliminar quaisquer interferências, a fim de tornar esta posição estável, reproduzível e utilizável como posição de referência durante a reconstrução protética.

3- 1-2- Terapêutica IMO

Este é o conceito terapêutico que representa o modelo de construção artificial (OIM terapêutico), resultado de um tratamento protético ou ortodôntico. Procura restabelecer as funções oclusais óptimas (centralização e encunhamento) adaptadas às estruturas dento-esqueléticas particulares do paciente. Uma OIM terapêutica correta pode ser utilizada como posição de referência para tratamentos posteriores.

3-2-Posições com referência conjunta

A relação articular de referência (RAR), mais conhecida como relação cêntrica (RC), é definida por uma situação condilar de referência correspondente a uma coaptação côndilo-disco-temporal bilateral, alta e simultânea, obtida por um controlo não forçado, reiterativa num determinado tempo e para uma determinada postura corporal e registável a partir de um movimento de rotação mandibular. É a reprodução desta relação fisiológica limitativa da articulação que a torna clinicamente interessante. A sua existência depende do estado fisiopatológico da articulação temporomandibular e dos músculos mastigatórios.

Apenas as ATMs e os músculos em condições fisiologicamente funcionais podem cumprir os requisitos acima referidos.

Esta relação articular de referência pode ser natural ou estabilizada.

- **RC natural:** as relações anatómicas e a fisiologia das articulações temporomandibulares e dos músculos mastigatórios são funcionais e não resultam de uma correção terapêutica ou da cura espontânea de um processo patológico. O RC natural pode ter sofrido uma ligeira adaptação fisiológica devido à idade, aos jogos funcionais e parafuncionais.

- No passado, desenvolveu-se um processo patológico na articulação e os fenómenos metaplásticos permitiram uma adaptação funcional, resultando em estruturas articulares estabilizadas. Esta articulação assintomática permite um movimento axial terminal reprodutível. A relação articular fisiológica estabilizada pode ser o resultado do tratamento de um episódio ou de uma consolidação espontânea.

3-3- Critérios de seleção da posição de referência

O nosso conceito diagnóstico e terapêutico baseia-se, portanto, no conceito de relação centrada (RC), que é o ponto de partida de todas as terapias reconstrutivas. No entanto, é preciso ter em conta que esta posição nem sempre existe (no caso de um componente patológico de origem muscular, osteoarticular ou misto).

Neste caso, o profissional é convidado a efetuar uma avaliação da situação clínica inicial e a verificar a conformidade com uma classificação para fins terapêuticos.

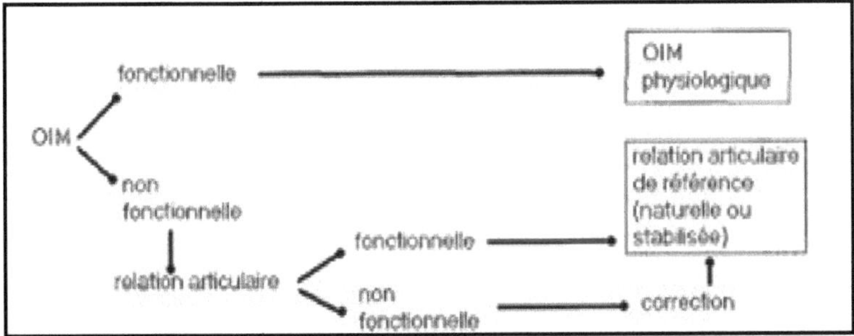

Figura 39: Escolha da posição de referência em função da situação clínica inicial.

Todos os médicos devem colocar as seguintes questões:

- A oclusão intercuspidial máxima (OMI) é fisiológica?
- A relação centrada (RC) é fisiológica?

Ao escolher entre OIM e RC, aplica-se uma regra básica:

Se o IMO puder ser utilizado como posição de referência, a reconstrução protética deve ser integrada no esquema oclusal existente. Caso contrário, a RC será a única solução a ser considerada.

O problema consiste em determinar quando é que o OMI deixa de poder ser utilizado como referência: o OMI patogénico é considerado como estando fora de centragem ou fora de alinhamento.

- **desalinhamento**: o OMI existente não corresponde à relação articular, por exemplo, o contacto com um dente posterior erupcionado leva a um deslizamento.
- **mau posicionamento**: o número ou o estado dos dentes remanescentes faz com que a mandíbula já não possa ser posicionada de forma estável e reprodutível.

Se a relação articular for utilizada como referência, deve corresponder à definição de uma relação articular funcional (natural ou estabilizada). Se não for esse o caso, deve ser efectuado um tratamento preliminar para obter uma relação articular estabilizada: é a chamada posição mandibular terapêutica.

3-4- Posição mandibular terapêutica

Contrariamente à posição de referência, a posição mandibular terapêutica corresponde à posição que se pretende dar à mandíbula através do tratamento. Não é necessariamente reprodutível, mas deve ser definida em relação a uma posição de referência (por exemplo: propulsão bilateral de 1 ou 2 mm em relação à relação centrada: é a chamada anteposição mandibular). Esta posição é ditada pelas relações dentárias já restauradas de acordo com a posição mandibular (e portanto articular) escolhida.

No entanto, muitas vezes, e felizmente, a posição de referência e a posição terapêutica escolhida são idênticas. Uma posição terapêutica diferente da posição de referência só pode ser considerada nos casos em que a relação articular serve de referência; o diferencial que existe entre estas duas posições pode então ser avaliado nas duas direcções do plano horizontal (na direção transversal: correção do desvio lateral, por exemplo, ou na direção antero-posterior: propulsão, por exemplo).

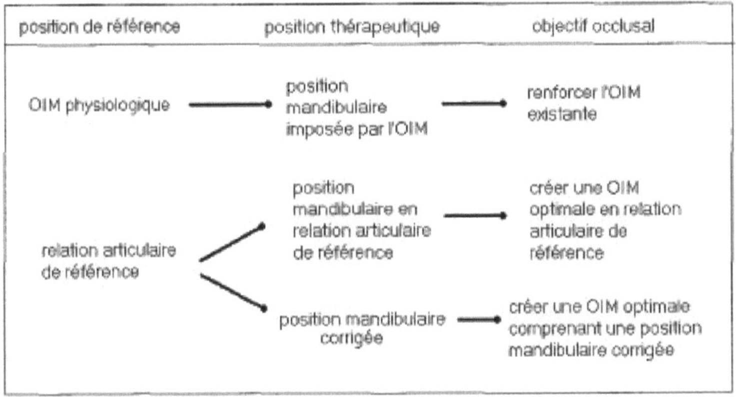

Figura 40: Relação entre as posições de referência e terapêuticas.

3-5- Resumo

Em resumo, o médico é confrontado com quatro situações clínicas:

3-5-1- RC funcional e IMO fisiológico

A posição de referência de eleição é o OMI; o objetivo oclusal é reforçar o OMI existente. No entanto, no caso de restaurações complexas, esta referência desaparece e deve ser utilizada a relação articular de referência.

3-5-2- RC funcional e IMO patológico

A relação articular de referência é a única posição de referência utilizável; o objetivo oclusal é criar uma MIO óptima na relação articular de referência.

3-5-3- RC perturbada por disfunção muscular sem lesão articular

A OIM deve ser corrigida por determinados tratamentos (etiológicos, fisioterapia, farmacoterapia, conselhos comportamentais, talas de recondicionamento muscular). A posição de referência é a RC se a OIM permanecer não funcional. O objetivo oclusal é criar uma MOI óptima na relação articular de referência.

3-5-4-RC patologia relacionada com uma DDR (graus 1 e 2)

O objetivo terapêutico não é a reinserção do disco, mas a cessação dos sintomas dolorosos, favorecendo a formação de tecido fibroso de cicatrização entre o côndilo e a fossa mandibular (neo-disco). O objetivo oclusal é criar uma IMO óptima, impondo uma posição mandibular corrigida (PMC). A nova relação articular "terapêutica" é então a posição de referência.

A posição de referência corresponde a uma posição condilar pertencente ao plano de referência, constituindo o ponto zero do sistema de referência ortonormal. Deve ser reprodutível; é a Máxima Oclusão Intercuspidiana (MIO) ou a Relação Cêntrica (RC).

A posição terapêutica é a posição condilar desejada da mandíbula, reforçando a OMI existente ou criando uma nova OMI.

As posições de referência e as posições terapêuticas são confundidas, exceto se for escolhida uma posição mandibular corrigida (PMC) ou uma posição mandibular terapêutica (PMT).

3-6-Dimensão vertical de oclusão (VDO)

3-6-1- Definição (DVO)

A dimensão vertical da oclusão corresponde à altura do nível inferior da face quando os dentes estão na mordida máxima intercuspidada (MIO).

Para que a DVO seja estimável, os dentes naturais devem ser capazes de entrar em contacto e devem poder assegurar a estabilidade da oclusão e, por conseguinte, da posição mandibular.

[9,64]A maioria dos autores concorda que não existe uma DVO única com um valor exato, mas sim uma zona de conforto: a DVO pode, portanto, ser modificada dentro de certos limites, graças à adaptação muscular, embora esta não seja totalmente compreendida nos bruxómanos .

[5][31] [38]A dimensão vertical, que está relacionada com o equilíbrio neuromuscular, pode variar em função de factores fisiológicos, psicológicos ou patológicos. É por isso que o paciente deve estar relaxado ao determinar a DV, uma vez que a ansiedade e o medo provocam a contração dos músculos elevadores. Além disso, a posição do paciente tem um efeito sobre a contração dos músculos masseteres e temporais: diminui quando o paciente está deitado e aumenta acentuadamente quando está sentado com os joelhos a 90°.

3-6-2- Dimensão vertical em repouso (DVR)

A dimensão vertical de oclusão ou posição de equilíbrio postural é caracterizada pela ausência de contactos interdentários. Corresponde à posição ocupada pela mandíbula quando o paciente está com a cabeça erguida, a atividade dos músculos elevadores e depressores equilibra as forças da gravidade e os côndilos estão em posição neutra, sem tensão sobre os diferentes componentes anatómicos das estruturas articulares. O seu valor varia de um indivíduo para outro e dentro do mesmo indivíduo ao longo de um dia.

3-6-3- Espaço de oclusão (ELI)

O espaço livre é a distância entre as superfícies oclusais dos dentes maxilares e mandibulares quando a mandíbula está na sua posição de repouso.

[77,86] [36,53]Na literatura são propostos vários métodos para determinar este ELI: métodos diretos (com medição da DVO) ou indirectos (DVO medida a partir do DVR ou do ELI).

O ELI desempenha um papel essencial no equilíbrio neuromuscular do sistema estomatognático, garantindo uma boa função orofacial. [91][5]Vários estudos mostram variações deste espaço (de 1 a 10 mm) em função da idade, do tipo de esqueleto e da postura, bem como de factores fisiológicos e até psicológicos.

O respeito por este espaço é necessário para a saúde do sistema oclusal

3-6-4- Quando é que a DVO deve ser aumentada?

A decisão de aumentar a DVO baseia-se nas exigências fisiológicas de equilíbrio neuromuscular e/ou protético. [5,7]O aumento da DVO permite restabelecer este equilíbrio neuromuscular, recriar um espaço inter-oclusal satisfatório para permitir uma espessura suficiente para a reconstrução protésica (que proporcionará uma resistência mecânica e uma estética melhorada) e restaurar a estética. [44]A DVO só pode ser aumentada no caso de grandes reconstruções protésicas. [7]Quando a DVO é reduzida, ela será aumentada pela rotação da mandíbula em torno do eixo da dobradiça. [18][5]Por conseguinte, não há razão para recear disfunções musculares se a oclusão for bem gerida, mesmo que a nova DVO exceda o espaço livre de oclusão.

A única precaução a ter quando se aumenta a DVO é em doentes com DTM: estas devem ser normalizadas prioritariamente, de modo a reduzir os sinais e sintomas através de técnicas reversíveis. [64]Da mesma forma, em pacientes com osteoartrite acentuada, uma variação significativa da DVO (mais de 2 mm ao nível incisal) pode causar stress articular.

O aumento da DVO raramente ultrapassa os 3mm interincisamente e, por isso, tem poucas repercussões estéticas ou articulares, mas à escala dos dentes esta alteração é significativa. [44]A visibilidade dos dentes é avaliada na posição de repouso: em média, 3 mm de visibilidade dos dentes maxilares e 1 mm dos dentes mandibulares satisfazem os critérios estéticos.

3-6-5- Proposta pré-protética para criar espaço

O exame clínico pré-protético é essencial para escolher o contexto oclusal no qual a restauração protética será colocada.

Esta fase determinará o plano de tratamento e o prognóstico para o futuro tratamento protético.

A oclusão inicial será preservada se não existir qualquer patologia neuromuscular, articular ou periodontal e se os contactos oclusais forem suficientemente bem distribuídos e numerosos.

A oclusão pode ser modificada se não houver patologia articular ou se a DVO for reduzida.

A reestruturação da oclusão corresponde à criação de uma posição de máxima intercuspidação em relação cêntrica.

Nos casos em que existe um desgaste significativo, mas a DVO não sofreu alterações, com pouco espaço livre, deve ser criado um espaço para a restauração protética.

Como é que se cria espaço?

❖ Utilizar o offset OIM-RC :

A transição da posição de máxima intercuspidia (MCI) para a posição de relação cêntrica (RC) pode criar um espaço localizado anteriormente por meio de deslizamento mandibular. A diferença entre ORC e OIM pode ser explorada quando é necessário espaço para tratar o desgaste significativo nas superfícies palatinas do bloco incisivo-canino superior e nas superfícies vestibulares dos incisivos inferiores.

❖ Tratamento ortodôntico :

Este tratamento aumenta o espaço livre e alinha os dentes. Ao mesmo tempo, permite movimentos de entrada, egressão e translação.

❖ Alongamento coronário :

Esta técnica tem como objetivo o alongamento da coroa clínica, de forma a obter uma restauração dentária conservadora ou protética que respeite o espaço biológico. Estes objectivos só podem ser alcançados tendo em conta os vários factores biológicos, anatómicos e estéticos, que por sua vez determinam a escolha da técnica adequada (cirúrgica ou ortodôntica). [37,55]O objetivo é preservar ou restabelecer um espaço biológico compatível com uma boa saúde periodontal, permitir uma melhor adaptação da prótese dentária, restaurar a estética e garantir a durabilidade da restauração.

3-7- Materiais de reconstrução oclusal

O objetivo da reconstrução oclusal é proteger as estruturas dentárias residuais e otimizar a função oclusal. [34]As modificações efectuadas devem ser poupadas a estas estruturas dentárias, respeitando uma relação benefício/risco óptima. [49]O profissional não tratará da mesma forma o desgaste superficial, o desgaste rápido com perda de DVO ou o desgaste lento e progressivo com egressão alvéolo-dentária para compensar a perda de DVO.

Para os pacientes com bruxismo, a escolha do biomaterial de restauração deve satisfazer critérios estéticos, biomecânicos e conservadores (minimamente invasivos), bem como a compatibilidade com o material de cimentação.

Por estas razões, recomenda-se um sistema de retenção adesivo, sendo as resinas compostas e as cerâmicas (o material mais suscetível de causar danos nas estruturas oclusais quando o seu acabamento ou estado de superfície é inadequado) os materiais que melhor cumprem estes critérios.

Para a reconstrução dos dentes posteriores: pode ser utilizado um inlay/onlay, um overlay (peça protética que restaura completamente a mesa oclusal) ou um veneerlay (peça protética que restaura a mesa oclusal e a superfície vestibular).

[26,43][18]Para a reconstrução dos dentes anteriores, é aconselhável efetuar facetas vestibulares e/ou palatinas. Por razões estéticas, as facetas vestibulares são geralmente feitas de cerâmica. Têm a vantagem de restaurar tanto o desgaste vestibular como o desgaste da borda livre, restaurando assim a guia anterior na sua totalidade.

® [20,21]Os profissionais falam agora de uma nova cerâmica ENAMIC : uma cerâmica híbrida única com uma estrutura de rede dupla cerâmica-polímero que parece ter caraterísticas muito satisfatórias e resultados promissores, especialmente para o tratamento de pacientes que sofrem de bruxismo .

Tabela III: Comparação das propriedades da cerâmica e da resina.

	RESINE COMPOSITE		CERAMIQUE
+	-Dureté proche de l'émail, minimise l'usure des dents antagonistes (70). -Possibilité de réparation en cas de fracture (94), -Résistance à la fatigue comparable à celle des céramiques (94)		-Esthétique +++ -Grande résistante mécanique (céramiques renforcées++). -Possibilité de réalisation en technique CFAO => élimination de l'étape de laboratoire, => réalisation de restaurations en technique directe ou semi-directe au fauteuil.
	Collage en méthode directe	Collage en méthode indirecte	
	-Moyen simple et de faible coût, -Idéale pour restituer un léger sous-guidage. -Succès de 90% après 30 mois, dans des cas de surélévation occlusale, -Peut servir de test (évaluation, sans risques, de l'activité du bruxisme).	- Esthétique -Meilleures propriétés mécaniques (résines composites hybrides +++) -Meilleure biocompatibilité, -Contraintes diminuées lors du retrait de polymérisation (CFAO +++).	
	-Rendu esthétique dans le temps. -Difficulté de contrôle des morphologies sur le plan fonctionnel et sur le plan esthétique.	-Demande des étapes de laboratoires, -Coût plus élevé (cela même via la CFAO), -Contrôle de collage précis (guide de collage).	
—	-Résistance limitée à l'usure des résines composites utilisées (renouvellement régulier du matériau à envisagé).		-Impossibilité de réparation en cas de fractures.

3-8- Prótese de transição

No caso de uma reconstrução protética em grande escala, é necessário testar previamente a adaptabilidade do paciente com uma prótese próxima da futura prótese utilizada. Esta prótese provisória tem como objetivo ser uma reprodução fiel da cera de diagnóstico.

No caso de um tratamento protético para um paciente bruxista, o seu principal papel é avaliar a viabilidade do futuro projeto protético e observar os problemas que surgiram durante o uso desta prótese, de modo a evitar falhas quando a prótese definitiva for produzida. É fabricada em resina cozida e reforçada com metal para evitar que se fracture facilmente durante um episódio de bruxismo.

[42]Segundo Kois , o uso da prótese provisória por um período de 6 meses permite testar a capacidade de adaptação neuro-músculo-articular do aparelho manducatório e também confirmar que a dimensão vertical de oclusão previamente estabelecida não será iatrogénica.

Segundo alguns autores, a utilização da prótese provisória durante a fase de produção da prótese em uso é suficiente para validar a DVO determinada, não parecendo necessária a sua utilização a longo prazo.

A prótese provisória também pode ser utilizada para aguardar a cicatrização gengival após a cirurgia (alongamento coronal). Ajuda a condicionar os tecidos, preservando as relações dento-periodontais e evitando a inflamação, que são condições essenciais para uma impressão de qualidade.

Permite também ao profissional verificar se há afrouxamento, fratura em que há suspeita de redução insuficiente da atividade muscular exagerada ou um conceito oclusal mal escolhido.

É essencial monitorizar o paciente durante esta fase de prótese provisória. A fim de detetar quaisquer facetas de desgaste, por mais pequenas que sejam, porque se forem ignoradas, podem ser um fator que compromete a durabilidade da prótese definitiva.

[32]Em conclusão, a prótese de transição é um pré-requisito essencial que fornece informações cruciais para a criação de restaurações definitivas, tanto em termos do ambiente periodontal como do ponto de vista estético e funcional.

3-9- Prótese para utilização

[7][7]O fabrico da prótese requer todas as precauções habituais: montagem cruzada (as pontes provisórias e definitivas podem ser utilizadas igualmente como antagonistas), utilização de chaves de silicone para reproduzir as formas dos dentes provisórios, programação dos alojamentos condilares do articulador, mesa incisal individual e, evidentemente, guias "a minima" e inclinações cúspides reduzidas para evitar quaisquer problemas oclusais.

As próteses definitivas podem ser feitas utilizando reconstruções totais ou segmentadas, sempre que possível, para facilitar a remoção em caso de uma fissura ou fratura importante, ou reconstruções unitárias. As reconstruções unitárias são preferidas em pacientes com mais de 50 anos, uma vez que as forças mastigatórias prejudiciais são menos significativas. [85]Têm também a vantagem de facilitar a deteção da prematuridade, uma vez que o dente causal se solta rapidamente.

O acompanhamento destes pacientes deve ser rigoroso e regular. A tala oclusal protetora deve permanecer bem equilibrada e as superfícies oclusais das reconstruções devem ser observadas com especial atenção, para que se possa atuar em caso de alteração das morfologias oclusais protéticas. Tanto o profissional como o paciente nunca devem perder de vista o facto de que o tratamento protético não actua sobre as origens e causas do bruxismo, mas sim sobre as suas consequências.

3-10-Prótese amovível

A prótese amovível pode ser utilizada durante o tratamento como uma prótese de transição, permitindo testar uma nova DVO, assegurando simultaneamente a estética.

[85]Também pode ser escolhido quando o prognóstico de um ou mais dentes permanece incerto, permitindo que esses dentes sejam gradualmente substituídos .

[65]Por último, está indicado para os doentes com um estado geral instável ou patológico.

No entanto, em certos casos de bruxismo, este tipo de prótese é preferível a uma reconstrução fixa. Nestes casos, é possível efetuar uma restauração sobredentadura. Os pilares utilizados desta forma podem ser restaurados com um núcleo de liga metálica ou com um acessório para melhorar a retenção da prótese.

Estas sobredentaduras têm os seus inconvenientes. As raízes permanecem susceptíveis a cáries e doenças periodontais, pelo que o paciente é aconselhado a aplicar um gel de flúor sob a prótese e a visitar regularmente o consultório para um check-up. O risco de fratura da raiz é elevado durante o bruxismo, quando as raízes são sujeitas a uma pressão exagerada devido a forças laterais.

As superfícies oclusais feitas de resina acrílica desgastam-se facilmente. Os dentes de cerâmica podem ser considerados, mas neste caso o desgaste dos dentes antagonistas deve ser monitorizado.

A natureza amovível e reversível deste tipo de prótese significa que pode ser substituída em qualquer altura por uma prótese fixa mais estética e confortável.

3-11- Prótese sobre implantes e bruxismo

[51,96] [15]A ausência de estudos prospectivos, retrospectivos ou epidemiológicos sobre uma possível relação de causa e efeito entre bruxismo, parafunções e falhas de implantes não nos permite concluir que exista uma contraindicação definitiva e absoluta, pelo que devemos antecipar o mais possível os potenciais problemas, se não quisermos circunscrever totalmente as suas consequências. Na prática, o acompanhamento regular dos pacientes é essencial.

O risco é que a supraestrutura não se possa deformar para além do seu limite elástico. Neste caso, as forças oclusais podem comprometer a osteointegração e levar à reabsorção peri-implantar.[15]

[49]De acordo com Rangert , cerca de 75% das fracturas de implantes ocorrem em pacientes que sofrem de bruxismo. Recomenda a utilização de implantes de grande diâmetro nas zonas molares (>4mm).

A análise pré-implantar é utilizada para escolher entre diferentes opções protéticas. O volume ósseo disponível, a oclusão, as necessidades protéticas e os requisitos estéticos do paciente orientam a escolha da prótese. A adaptação passiva dos vários componentes é essencial. A inserção da estrutura não deve gerar qualquer tensão. De um ponto de vista biomecânico, as forças devem, idealmente, ser distribuídas ao longo do eixo do implante. [81]Finalmente, o esquema oclusal escolhido deve ser concebido para proteger o implante com um mínimo de orientação.

Conclusão

Parece, portanto, que o bruxismo representa a manifestação exagerada de um tipo de atividade que se encontra normalmente em quase todos os indivíduos. A sua deteção e o seu diagnóstico continuam a basear-se em dados empíricos, embora seja relativamente simples de estabelecer no laboratório do sono. Os factores oclusais foram durante muito tempo considerados como a principal causa do bruxismo, mas estudos recentes demonstraram uma origem central.

A sua etiologia multifatorial torna o seu tratamento particularmente difícil e, atualmente, é impossível prevenir completamente esta atividade parafuncional. Perante um paciente com bruxismo, o profissional deve adotar uma abordagem global, multidisciplinar e personalizada.

De acordo com Lobbezoo, o tratamento do bruxismo tem três componentes, com base na regra "**3P**":

- **"Plano"**, correspondente ao uso de talas oclusais.
- **"Pep Talk"**, que representa a abordagem comportamental.
- **"Comprimidos"**, ou intervenção farmacológica, utilizando medicamentos de ação central.

Nos casos em que uma solução protética se tornou indispensável, é necessário ter em conta certos parâmetros antes de iniciar qualquer tratamento, nomeadamente a dimensão vertical. Estes tratamentos serão sempre difíceis porque a restauração protética não só satisfaz os requisitos estéticos e funcionais, como também deve ser integrada na parafunção.

Por último, o acompanhamento regular é essencial, especialmente no caso de trabalhos protéticos de grande envergadura, para manter a relação oclusal escolhida para a prótese colocada.

Referências

1. **Academia Americana de Medicina do Sono.**
Classificação Internacional das Perturbações do Sono. 3ª ed.
Westchester: Academia Americana de Medicina do Sono, 2014.

2. **Aoki R, Takaba M, Abe Y et al.**
Um estudo piloto para testar a validade de um detetor piezoelétrico de força intra-plantar para a monitorização do bruxismo do sono em comparação com a polissonografia portátil.
J Oral Sci 2022;64(1):63-8.

3. **Arzul L, Corre P, Khonsari RH, Mercier JM, Piot B.**
Hipertrofia assimétrica dos músculos mastigatórios.
Ann Chir Plast Esthet 2012;57(3):286-91.

4. **Bataillon T.**
Bruxismo: Reforçar a gestão cognitivo-comportamental através do desenvolvimento de uma aplicação móvel [Tese].
Marselha : Faculté d'Odontologie de Marseille, 2019.

5. **Blanchard JP, Bartala M.**
Podemos aumentar a dimensão vertical de oclusão nas próteses fixas?
Paris: ADF, 1999:18-23.

6. **Bohnenkamp DM.**
Próteses parciais removíveis: conceitos clínicos.
Dent Clin North Am 2014;58(1):69-89.

7. **Brocard D, Laluqe JF.**
Bruxismo e prótese conjunta: que atitudes tomar?
Cah Prothèse 1997;100:93-106.

8. **Brocard D, Lalluque JF, Knellsen C.**

Gerir o bruxismo.

Paris: Quintessence International, 2007.

9. **Brocard D, Laluque JF, Knellesen C, Rozencweig DD.**

Gerir o bruxismo.

Paris: Quintessence International, 2008.

10. **Chapotat B, Bailly F.**

Bruxismo e restaurações protéticas.

Inf Dent 1999;38:2839-49.

11. **Chapotat B, Shenglin J, Robin O, Jouvet M.**

O bruxismo do sono: aspectos fundamentais e clínicos.

J Parodontol Implantol Orale 1999; 8:277-89.

12. **Charon J, Joachim F, Sandelé P.**

Parodontie clinique moderne.

Paris: CdP, 1994.

13. **Cherasia M, Parks L.**

Sugestões para a utilização de medidas comportamentais no tratamento do bruxismo.

Psychol Rep 1986;58(3):719-22.

14. **Chikhani L, Dichamp J.**

Bruxismo, síndroma algodisfuncional da articulação temporomandibular e toxina botulínica.

Ann Readapt Med Phys 2003;46(6):333-7.

15. **Chrcanovic BR, Kisch J, Albrektsson T, Wennerberg A.**

Bruxismo e complicações do tratamento com implantes dentários: um estudo comparativo retrospetivo de 98 pacientes bruxistas e um grupo correspondente.

Clin Oral Implants Res 2017;28(7):1-9.

16. **D'InacauE.**

Uma abordagem antropológica do desgaste dentário.

Cah Prothèse 2004;126:19-32.

17. **D'Incau E, Micoulaud-Franchi JA, Brocard D, Laluque JF.**

Validade do diagnóstico do bruxismo do sono.

Rev Odontstomatol 2017;46:222-39.

18. **Dahl BL, Carlsson GE, Ekfeldt A.**

Desgaste oclusal dos dentes e dos materiais de restauração.

Ata Odontol Scand 1993;(51):299-311.

19. **De Boever JA, Carlsson GE, Klineberg IJ.**

Necessidade de terapia oclusal e tratamento protético no tratamento de desordens temporomandibulares. Parte I. Interferências oclusais e ajuste oclusal.

J Oral Rehabil 2000;27(5):367-79.

20. **Dirxen C, Blunck U, Preissner S.**

Desempenho clínico de um novo material biomimético de rede dupla.

Open Dent J 2013;7:118-22.

21. **Djemal S, Darbar UR, Hemmings KW.**

Relato de caso: desgaste dentário associado a um hábito invulgar.

Eur J Prosthodont Restor Dent 1998;6(1):29-32.

22. **Duminil G.**

Reabilitação oclusal extensiva: princípios. In: Duminil G, Orthlieb JD, Bolla M et al, eds. Le Bruxisme tout simplement.

Paris: Espace ID, 2015:271-88.

23. **Dylina TJ.**

Uma abordagem de senso comum à terapia com talas.

J Prosthet Dent 2001;86(5):539-45.

24. **Ekberg E, Vallon D, Nilner M.**

A eficácia da terapia com aparelhos em pacientes com desordens temporomandibulares de origem principalmente miógena. Um estudo randomizado, controlado e de curto prazo.
J Orofac Pain 2003;17(2):133-9.

25. **Ella B, Ghorayeb I, Burbaud P, Guehl D.**
Bruxismo em distúrbios do movimento: Uma revisão abrangente.
J Prosthodont 2017;26(7):599-605.

26. **Etienne O, Toledano C.**
Reabilitações minimamente invasivas. In: Duminil G, Orthlieb JD et al. Le Bruxisme tout simplement.
Paris: Espace ID, 2015:253-70.

27. **Farquhar M, Urquhart DS, Russo K et al.**
Resposta a 'How to interpret polysomnography' de Leong et al.
Arch Dis Child Educ Pract Ed 2020;105(3):136.

28. **Fleiter B, Estrade D.**
Posição de referência e disfunção discal. In: Positions de référence? Choix, acquisition, maintien.
Paris, CNO, 1997:41-50.

29. **Frank DL, Khorshid L, Kiffer JF, Moravec CS, McKee MG.**
Biofeedback em medicina: quem, quando, porquê e como?
Ment Health Fam Med 2010;7(2):85-91.

30. **Freund B, Schwartz M, Symington JM.**
Toxina botulínica: novo tratamento para desordens temporomandibulares.
Br J Oral Maxillofac Surg 2000;38(5):466-71.

31. **Garrido-Delorme M.**
Considerações protéticas no paciente com bruxismo [Tese].
Bordeaux: UFR des Sciences Odontologiques de Bordeaux, 2014.

32. **Geoffrion J.**

Prótese fixa simples e múltipla: casos difíceis e suas soluções clínicas.

Chir Dent Fr 1998;907:32-4.

33. **Giggins OM, Persson UM, Caulfield B.**

Biofeedback na reabilitação.

J Neuroeng Rehabil 2013;10:60.

34. **Giraudeau A, Ehrmann E, Orthlieb JD, LaplancheO.**

Exemplo de gestão pré-protética de um paciente "bruxista".

Inf Dent 2014:12-9.

35. **Gremillion HA, Klasser GD.**

Desordens temporomandibulares: prioridades para investigação e cuidados.

Washington: National Academies Press, 2020.

36. **Gross MD, Ormianer Z.**

Um estudo preliminar sobre o efeito do aumento da dimensão vertical oclusal na posição de repouso postural mandibular.

Int J Prosthodont 1994;7(3):216-26.

37. **Hayon L.**

Restauração do espaço biológico por alongamento coronal cirúrgico ou egmentação ortodôntica: indicações e escolhas terapêuticas.

J Parodontol Implant Orale 2005;24(3):187-96.

38. **Helfer M, Demengel P, Vermande G.**

Restauração da função e estética usando próteses combinadas.

Prosthetic strategy 2013;13(2):1-10.

39. **Jafari B, Mohsenin V.**

Polissonografia.

Clin Chest Med 2010;31(2):287-97.

40. **Jung Ho Kim, Padraig McAuliffe, BrianO'Connel, Dermot Diamond.**
    Desenvolvimento de um protetor de mordida para monitorização sem fios do bruxismo utilizando um polímero sensível à pressão.
    Conferência: Conferência Internacional sobre Redes de Sensores Corporais, BSN 2010, Singapura, 7-9 de junho de 2010.

41. **Kaleka R, Saporta S, Bouter D, Bonte E.**
    Desgaste cervical (CWT): Etiopatogenia.
    Real Clin 2001;12(4):367-85.

42. **Kim JJ.**
    Revisitando a prótese parcial removível.
    Dent Clin North Am 2019;63(2):263-78.

43. **Kois JC.**
    Restaurar ou modificar a dimensão vertical da oclusão: controvérsias.
    12 èmes Journées internationales du CNO.
    Paris: CNO, 1995:185-98.

44. **Lambrechts P, Van Meerbeek B, Perdigão J, Gladys S, Braem M, Vanherle G.**
    Terapia de restauração para lesões erosivas.
    Eur J Oral Sci 1996;104(2):229-40.

45. **Laurent M, Touchet T.**
    Variaçâo da dimensão vertical e terapia protética: ilustrações clínicas.
    Real Clin 2013;24(2):139-45.

46. **Lauret JF, Le Gall MG.**
    A mastigação, uma realidade pela ocluso-odontologia?
    A função oclusal mastigação 1997;85:31-50.

47. **Lavigne GJ, Goulet JP, Zuconni M, Morrison F, Lobbezoo F.**

Distúrbios do sono e o paciente dentário: uma visão geral.
Oral Surg Oral Med Oral Pathol Oral Radiol Endod 1999;88(3):257-72.

48. **Lobbezoo F, Ahlberg J, Glaros AG et al.**
Bruxismo definido e classificado: um consenso internacional.
J Oral Rehabil 2013;40(1):2-4.

49. **Lobbezoo F, Lavigne GJ.**
O bruxismo e os distúrbios temporomandibulares têm uma relação de causa e efeito?
J Orofac Pain 1997;11(1):15-23.

50. **Lobbezoo F, van der Zaag J, van Selms MK, Hamburger HL, Naeije M.**
Princípios para a gestão do bruxismo.
J Oral Rehabil 2008;35(7):509-23.

51. **Long H, Liao Z, Wang Y, Liao L, Lai W.**
Eficácia das toxinas botulínicas no bruxismo: uma revisão baseada em evidências.
Int Dent J 2012;62(1):1-5.

52. **Manfredini D, Poggio CE, Lobbezoo F.**
O bruxismo é um fator de risco para implantes dentários? Uma revisão sistemática da literatura.
Clin Implant Dent Relat Res 2014;16(3):460-9.

53. **Manfredini D, Serra-Negra J, Carboncini F, Lobbezoo F.**
Conceitos actuais de bruxismo.
Int J Prosthodont 2017;30(5):437-8.

54. **Meier B, Luck O, Harzer W.**
Folga interoclusal durante a fala e em posição de repouso mandibular. Uma comparação entre diferentes métodos de medição.

J Orofac Orthop 2003;64(2):121-34.

55. Mónaco A, Sgolastra F, Pietropaoli D, Giannoni M, Cattaneo R.
Comparação entre a estimulação elétrica nervosa transcutânea sensorial e motora na atividade eletromiográfica e cinesiográfica de pacientes com desordem temporomandibular: um ensaio clínico controlado.
BMC Musculoskelet Disord 2013;14:168.

56. Monnet-Corti V, Glise JM.
Alongamento coronário cirúrgico.
Clinic 2004;25(4):209-12.

57. Muñoz Lora VRM, Del Bel Cury AA, Jabbari B, Lacković Z.
Toxina botulínica tipo A em medicina dentária.
J Dent Res 2019;98(13):1450-7.

58. Nishigawa K, Kondo K, Takeuchi H, Clark GT.
Estimulação eléctrica labial contingente para o bruxismo do sono: um estudo piloto.
J Prosthet Dent 2003;89(4):412-7.

59. Ocransky SS.
A etiologia bacteriana da doença periodontal destrutiva: conceitos actuais.
J Periodontal 1992;63:322-31.

60. Oliveira SSI, Pannuti CM, Paranhos KS et al.
Efeito do splint oclusal e exercícios terapêuticos no equilíbrio postural de pacientes com sinais e sintomas de desordem temporomandibular.
Clin Exp Dent Res 2019;5(2):109-15.

61. Omar R.
Reavaliação dos objectivos do tratamento protético para pessoas mais velhas, parcialmente dentadas: Parte I. Estratégia de tratamento

tradicional.

SADJ 2004;59(5):198-202.

62. **Omar R.**

Reavaliação dos objectivos do tratamento protético para pessoas mais
velhas, parcialmente dentadas: Parte II. Caso para uma dentição
sustentável?

SADJ 2004;59(6):228-34.

63. **Onodera K, Kawagoe T, Sasaguri K, Protacio-Quismundo C, Sato
S.**

O uso de um bruxchecker na avaliação de diferentes padrões de ranger
de dentes durante o bruxismo do sono.

Cranio 2006;24(4):292-9.

64. **Orthlieb JD, Cheynet F.**

Orthèses (Gouttières) occlusales : indications dans les Dysfonctions
Temporo-Mandibulaires - Recommandations de Bonne Pratique.

*Conferência: Société Française de Stomatologie, Chirurgie Maxillo-
Faciale et Chirurgie, janeiro de 2016.*

65. **Orthlieb JD, Rebibo M, Mantout B.**

A dimensão vertical da oclusão em próteses fixas. Critérios de
decisão.

Cah Prothèse 2002;120:67-80.

66. **Packer ME, Davis DM.**

A gestão a longo prazo de pacientes com perda de superfície dentária
tratados com aparelhos removíveis.

Dent Update 2000;27(9):454-8.

67. **Paesani DA.**

Bruxismo: Teoria e prática.

New Malden: Quintessence Publishing, 2010.

68. Quemar JC, Rozenczweig D.

Posição de referência? Escolha, aquisição, manutenção.

Compte rendu des 14èmes journées internationales du collège national d'occlusodontologie.

Paris, CNO, 1997:95.

69. Quintero Y, Restrepo CC, Tamayo V et al.

Efeito da consciencialização através do movimento na postura da cabeça de crianças bruxistas.

J Oral Rehabil 2009;36(1):18-25.

70. Ré JP.

A gota oclusal. In: Duminil G, Orthlieb JD, Bolla M et al, eds. Le Bruxisme tout simplement.

Paris: Espace ID, 2015:215-26.

71. Ré JP.

Orthèses orales Gouttières occlusales, Apnées du sommeil et ronflements, Protège-dents. Guide Clinique.

Paris: CdP, 2011.

72. Ré JP, Chossegros C, El Zoghby A, Carlier JF, Orthlieb JD.

Talas oclusais. Mise au point.

Rev Stomatol Chir Maxillofac 2009;110(3):145-9.

73. Rodrigues D, Siriani AO, Bérzin F.

Efeito da TENS convencional na dor e na atividade eletromiográfica dos músculos mastigatórios em pacientes com DTM.

Braz Oral Res 2004;18(4):290-5.

74. **Rozencweig D.**

Algies et dysfonctionnement de l'appareil manducateur.

Paris: CdP, 1994.

75. **Rozencweig D.**

Bruxismo, um desafio permanente para os nossos tratamentos.

Inf Dent 2002;84:2893-8.

76. **Rugh JD, Harlan J.**

Bruxismo noturno e desordens temporomandibulares.

Adv Neurol 1988;49:329-41.

77. **Saczuk K, Lapinska B, Wilmont P, Pawlak L, Lukomska-Szymanska M.**

O dispositivo bruxoff como método de rastreio do bruxismo do sono na prática dentária.

J Clin Med 2019;8(7):930.

78. **Samoian R.**

A dimensão vertical da face inferior.

Grenoble: R. Samoian, 1984.

79. **Sarfati E, Radiguet J.**

Diagramas oclusais em prótese fixa.

Atual Odonto-Stomatol 2007;100:247-60.

80. **Sato M, Iizuka T, Watanabe A, Iwase N, Otsuka H, Terada N, Fujisawa M.**

Treino de biofeedback de eletromiograma para o apertamento diurno e o seu efeito no bruxismo do sono.

J Oral Rehabil 2015;42(2):83-9.

81. **Sato S, Hotta TH, Pedrazzi V.**

Tala oclusal removível no tratamento do desgaste dentário: um relatório clínico.

J Prosthet Dent 2000;83(4):392-5.

82. **Simonet P, Duminil G.**

Bruxismo e implantologia. In: Duminil G, Orthlieb JD, Bolla M et al, eds. Le Bruxisme tout simplement.

Paris: Espace ID, 2015:303-16.

83. **Sugimoto K, Yoshimi H, Sasaguri K, Sato S.**

Factores de oclusão que influenciam a magnitude da atividade do bruxismo do sono.

Cranio 2011;29(2):127-37.

84. **Tago C, Aoki S, Sato S.**

Estado do contacto oclusal durante o bruxismo do sono em pacientes que visitaram clínicas dentárias - Um estudo utilizando um Bruxchecker®.

Cranio 2018;36(3):167-73.

85. **Tinastepe N, Küçük BB, Oral K.**

Toxina botulínica para o tratamento do bruxismo.

Cranio 2015;33(4):291-8.

86. **Treacy K.**

Treino de consciência/relaxamento e estimulação eléctrica neural transcutânea no tratamento do bruxismo.

J Oral Rehabil 1999;26(4):280-7.

87. **Tryde G, McMillan DR, Christensen J, Brill N.**

A falácia das medições faciais da altura oclusal em indivíduos edêntulos.

J Oral Rehabilitation 1976;3(4):353-8.

88. **Unger F.**

Tratamento das desordens temporomandibulares. O papel dos splints oclusais.

Rev Stomatol Chir Maxillofac 2001;102(1):47-54.

89. **Vavrina J, Vavrina J.**

Bruxismo: Classificação, Diagnóstico e Tratamento.

Praxis 2020;109(12):973-8.

90. **von Gonten AS, Rugh JD.**

Atividade muscular nocturna em pacientes edêntulos com e sem próteses.

J Prosthet Dent 1984;51(5):709-13.

91. **Watson TS.**

Eficácia da excitação e da excitação mais a sobrecorrecção para reduzir o bruxismo noturno.

J Behav Ther Exp Psychiatry 1993;24(2):181-5.

92. **Watt DM, MacGregor AR.**

Designing complete dentures.

Filadélfia: Saunders, 1976.

93. **Wichniak A, Wierzbicka A, Walęcka M, Jernajczyk W.**

Efeitos dos antidepressivos no sono.

Curr Psychiatry Rep 2017;19(9):63.

94. **Winocur E, Gavish A, Voikovitch M, Emodi-Perlman A, Eli I.**

Drogas e bruxismo: uma revisão crítica.

J Orofac Pain 2003;17(2):99-111.

95. **Woda A, Pionchon P.**

Posturas mandibulares e posições de referência. Relatório do CNO.
Paris: CNO, 1997:19-40.

96. **Yip KH, Chow TW, Chu FC.**
Reabilitação de um paciente com perda de tecido dentário associada
ao bruxismo: uma revisão da literatura e um relato de caso.
Gen Dent 2003;51(1):70-6.

97. **Zhou Y, Gao J, Luo L, Wang Y.**
O bruxismo contribui para a falha do implante dentário? uma revisão
sistemática e meta-análise.
Clin Implant Dent Relat Res 2016;18(2):410-20.

Referências na Internet

98. **Dental Visionist.**
Cerâmica híbrida na prática: um material CAD/CAM para pacientes
com distúrbios funcionais? [Online].
*[Acedido em 15/02/2021], disponível em URL: https://www1.dental-
visionist.com/en/A-CADCAM-material-for-patients-with-functional-
disorders-263.html?kategorie=622*

99. **Kinessonne.com.**
O biofeedback [Online].
*[Acedido em 18/01/2021], disponível em URL:
https://www.kinessonne.com/blog-
kinessonne/index.php?post/2016/10/26/Le-biofeedback*

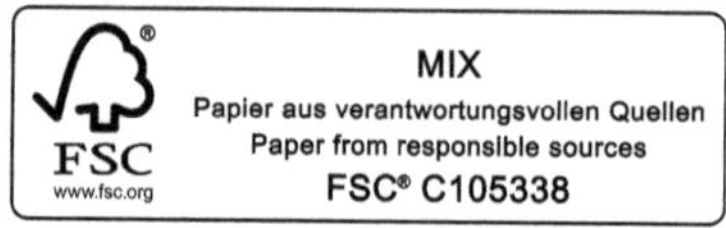

Printed by Books on Demand GmbH, Norderstedt / Germany